中草药识别与应用丛书

骨伤科病中草药识别与应用

黄燮才 主编

广西科学技术出版社

图书在版编目（CIP）数据

骨伤科病中草药识别与应用 / 黄燮才主编. —南宁：广西科
学技术出版社，2017.12（2024.4重印）
（中草药识别与应用丛书）
ISBN 978-7-5551-0729-3

Ⅰ. ①骨… Ⅱ. ①黄… Ⅲ. ①骨损伤—中药疗法②中草药—
基本知识 Ⅳ. ①R274②R282

中国版本图书馆CIP数据核字（2016）第314994号

骨伤科病中草药识别与应用
GUSHANGKEBING ZHONGCAOYAO SHIBIE YU YINGYONG

黄燮才　主编

策　　划：罗煜涛　陈勇辉
责任编辑：李　媛
封面设计：苏　畅

责任校对：袁　虹
责任印制：韦文印

出 版 人：卢培钊
社　　址：广西南宁市东葛路66号
网　　址：http://www.gxkjs.com

出版发行：广西科学技术出版社
邮政编码：530023

印　　刷：北京兰星球彩色印刷有限公司
开　　本：890 mm × 1240 mm　1/32
字　　数：155千字
版　　次：2017年12月第1版
书　　号：ISBN 978-7-5551-0729-3
定　　价：78.00 元

印　　张：5.375
印　　次：2024年4月第2次印刷

《骨伤科病中草药识别与应用》

编委会

主　编：黄燮才

编 著 者：黄燮才　黄贤忠　黄镇才　刘雪琼　林云仙　陆　晖
　　　　　黄　榆　黄　芳　黄　霞　刘红武　黄超才　韦家福
　　　　　杨松年　李宁汉　陈龙小　刘启文　黄　晓　黄　欣
　　　　　彭治章　黄　林　罗世经　江宏达　李方荣　黎伯钧
　　　　　周楚程　何明光　朱桂生　张耀辉　陈家玉　马永年
　　　　　周昌卫

◆前　言◆

　　骨伤科病主要包括骨折、脱臼（脱位）、跌打肿痛、扭伤挫伤（急性软组织损伤）等。骨伤科历史上称为疡医、正体、正骨科等。

　　中国人民使用中草药与骨伤科疾病作斗争已有几千年的历史，积累了宝贵的经验。中国医学文献中最早的一部典籍《黄帝内经》中的《素问·谬刺论》记述：“人有所堕坠，恶血留内……此上伤厥阴之脉，下伤少阴之络。”《素问》阐发的“气伤痛，形伤肿”以及“肝主筋、肾主骨、脾主肌肉”等理论，一直指导着中国骨伤科基础理论研究和临床医疗实践。中国现存最早的药学专著《神农本草经》载药365种，其中记载用于骨伤科病内服和外敷的就有续断、泽兰、扁青等23种。汉代的骨伤科名医华佗，已把中草药麻醉技术用于外科手术。唐代蔺道人著的《仙授理伤续断秘方》是中国现存最早的中医骨伤科专著，它阐述骨折的治疗原则为正确复位、夹板固定、功能锻炼、药物治疗直至骨折愈合，并指出复位前要先用手触摸伤处，识别骨折移位情况，采用拔伸、捺正等手法；骨折复位后，将软垫加在肢体上，然后用适合肢体外形的杉树皮作夹板固定。该书还指出“凡曲转，如手腕、脚凹、手指之类，要转动，用药贴，将绢片包之后时时运动……或屈或伸，时时为之方可”的动静结合的治疗理论。对开放性骨折，该书则提出应采用经过煮沸消毒的水冲洗污染的伤口和骨片，皮破必用清洁的“绢片包之，不可见风着水，恐成破伤风”。元代危亦林在他所著的《世医得效方》中指出“颠扑损伤，骨肉疼痛，整顿不得，先用麻药服，待其不识痛处，方可下手”，并指出使用麻药量应按病人年龄、体质及病情而定，再按病人麻醉程度逐渐增加或减少，"已倒便住药，切不可过多"。中国有关骨伤科病的论著和宝贵经验还有许多，其中不少是世界上最早的发明创造，代表了当时的世界先进水平。

新中国成立以来的临床实践也证明，使用中草药治疗骨伤科疾病有较好的疗效，已越来越受到世界医学界的重视。同时，由于中草药具有药物易找、使用简便和花钱少等优点，仍然有许多人应用中草药治疗骨伤科疾病。为了继承和发掘中国医药学遗产，使中草药在治疗骨伤科疾病中更好地为人类健康服务，我们本着安全、有效、简便、经济和药物易找的原则，选择了民间常用而且疗效较好的中草药，结合临床经验，并参考有关文献资料，编著成这本《骨伤科病中草药识别与应用》。

本书适合基层医生和中草药爱好者参考使用，也可供从事骨伤科疾病研究和资源开发者参考。希望本书的出版能在普及中草药科学知识、搞好城乡医疗保健、保障人民健康、开发利用中草药治疗骨伤科病等方面提供可靠依据。

当前，"保护自然资源，保持生态平衡，就是保护人类自己"的观点已成为越来越多的国家和人民的共识，因此，希望在开发利用中草药时要注意生态平衡，保护野生资源和物种。对疗效佳、用量大的野生中草药，应逐步引种栽培，建立生产基地，建立资源保护区，有计划地轮采，使我国有限的中草药资源能不断延续，为人类造福。

由于编者的水平有限和受到客观条件的限制，书中难免存在不足之处，欢迎读者提出宝贵意见。

黄燮才

2016年10月

◆编写说明◆

1. 药名：本书收载治疗骨伤科病临床常用中草药100种。每种按名称（别名）、来源、形态、生境分布、采收加工、性味功效、用量、禁忌、验方等项编写。目录的编排按中草药名称的第一个字的笔画多少为顺序。

2. 图片：每种中草药均有形态逼真的彩色图片。除小型草本拍摄全株外，木本、藤本和大型草本只拍摄有代表性的局部，用局部的枝叶、花或果来表现全体，因此在看图时，应对照形态项的描述，通过图文对照，提高识别能力。少数中草药还配有药材彩色图片。

3. 名称：中药原则上采用《中华人民共和国药典》、部颁标准或省（自治区）地方标准所用的名称，草药一般采用多数地区常用名称，以求药名逐步统一。

4. 学名：每种中草药在来源项中只选择1个符合国际命名法规的学名（拉丁学名）。

5. 验方：中西医病名均予采用，所列使用分量可供参考，使用时可根据药物性味功效和患者体质强弱、病情轻重、年龄大小、发病季节、所处地域等具体情况进行加减，做到辨证论治。凡不明症状或病情严重的，应及时请医生诊治，以免贻误病情。对有毒药物，用量尤须慎重，以免发生不良作用。

水煎服：指用清水浸过药面约2 cm煎药，煎好后滤出药液再加清水过药面复煎，2次药液混合作为1日量，分2～3次服用；病情紧急的，则1次顿服。煎药容器以砂锅为好，忌用铁器。

先煎：矿物类、介壳类（如龟板等）应打碎先煎，煮沸约10分钟后，再下其他药同煎。

后下：气味芳香的药物（如薄荷、砂仁等）宜在一般药即将煎好时下，再煎4～5分钟即可。

布包煎：为了防止煎药后药液浑浊及减少对消化道及咽喉的不良刺激，有些药物（如灶心土、旋覆花等）要用纱布包好再放入锅内煎煮；或先煎去渣，然后再放入其他药同煎。

另炖或另煎：某些贵重药物（如人参、鹿茸等），为了尽量保存有效成分，以免同煎时被其他药物吸收，可另炖或另煎，即将药物切成小片，放在加盖盅内，隔水炖1～2小时。

另焗：含有挥发油，容易出味，用量又少的药物（如肉桂等），可用沸开水半杯或用煎好的药液趁热浸泡并加盖。

冲服：散（粉）剂、小丸、自然汁及某些药物（如三七末、麝香、竹沥、姜汁、蜜糖、白糖或红糖）等，需要冲服。

烊化（溶化）：胶质、黏性大且易溶的药物（如阿胶、鹿胶、龟胶、饴糖等）与其他药物同煎，则易粘锅煮焦，或黏附于其他药物，影响药物有效成分溶解。用时应在其他药物煎好后，放入去渣的药液中微煮或趁热搅拌，使之溶解。

烧存性（煅存性）：将药物加热至焦化呈黑褐色，中心部分尚存留一点深黄色叫做"存性"，千万不能将药物烧成白灰，以致失去药效。

6. 计量：形态项的长度按公制用m（米）、cm（厘米）和mm（毫米）。验方中的重量换算如下：1斤（16两）=500克，1两=30克，1钱=3克。液体按1斤=500毫升。验方的用量，除儿科疾病外，均按成人量，儿童用时应酌减，一般用量如下：1～2岁用成人量的1/5，2～3岁用成人量的1/4，4～7岁用成人量的1/3，8～12岁用成人量的1/2。凡药名前冠有"鲜"字的，是指新鲜的药物，其他均为干燥药，如改为鲜药，一般用量可加倍。外用量可根据药物性味功效和病情等的不同情况灵活决定。

◆骨伤科病简介◆

骨折：骨折大多是受外力的打击如车撞、重物挤压等所致，但也有因跌倒或投掷重物用力过猛造成的。骨折可分为开放性骨折（骨折处皮、肉破裂，有伤口暴露）、闭合性骨折（骨折处无伤口）、完全性骨折（整个骨完全折断）、不完全性骨折（骨撕裂或半折断）和粉碎性骨折（骨折断并成粉碎小块）。骨折的主要症状：（1）严重损伤时有剧烈的疼痛，尤其在骨折处有明显压痛，面色苍白，出冷汗，脉细数而弱，烦躁不安，血压下降以致休克。（2）受伤的局部肿胀，皮下出血变紫，压痛明显，肢体显著变形，触动折断部位可以听到骨的摩擦音。脊柱骨折可以出现瘫痪。（3）开放性的骨折，由于局部的皮肤、肌肉都破裂，伤口开放，很容易感染。对开放性骨折，应先止血，然后包扎伤口，再固定骨折肢体，使伤肢固定，以避免骨的断头由于移动而刺伤皮肤、血管和神经，造成更大的伤害，同时也便于运送伤者；敷药前，骨折要先牵引复位，用夹板固定（夹板可用杉木板、杉树皮、竹片、厚纸板、粘合板、塑料板和金属铝板等就地取材为宜），以免治愈后出现畸形。另外，每次换药前用中草药（如汉桃叶、榕树叶、铁冬青树皮等）煎水外洗1次，以促进受伤组织恢复。对开放性骨折，所用敷药忌加酒炒（或拌）药，可用煮沸的开水代替。骨折的处理，应按止痛、止血、清创伤、防感染、复位（复位时间愈早愈好、有利于骨折的修复、肿胀消退也快）、固定、药物治疗及功能锻炼等步骤进行。诊断骨折最可靠的方法是做X射线摄片检查。

脱臼（脱位）：脱臼多由直接或间接暴力所致，其中以间接暴力所致者多见，多发生在活动范围较大的肘、肩等关节，所以也称关节脱臼（关节脱位）。脱臼分为闭合性脱臼（无伤口暴露）和开放性脱臼（有伤口暴露）。脱臼的主要症状：（1）受伤局部引起疼痛，尤其活动时为甚。（2）受伤时局部形成血肿，在短时间内出现肿胀。（3）脱臼的关节构造失常，周围肌肉因疼痛发生痉挛而出现关节活动障碍。敷药前，脱臼的关节也应牵引复位，固定。脱臼关节的处理和骨折的相同。

扭伤：主要是受到暴力撞击、强力扭转或跌打闪挫、重物压伤等造成关节、肌肉筋络受伤。主要症状：伤处红肿或瘀黑，皮肤青紫，剧痛厉害，患部的肢体活动不方便。

挫伤：主要是受钝物打击所致的皮下组织受伤。主要症状：受伤部位有肿胀，疼痛，皮肤青紫，瘀黑，血肿，压痛显著等。

跌打肿痛：跌伤或打伤体表肌肉，无创口出血，有疼痛，肿胀，瘀血积滞和功能障碍等局部症状。

跌打损伤：跌伤或遭受棍、拳打击等任何机械打伤体表肌肉，有创口出血、疼痛、肿胀、瘀血和功能性障碍等局部症状。

◆目　录◆

一 箭 球

▶**来源** 莎草科植物单穗水蜈蚣 *Kyllinga cororata*（L.）Druce 的全草。

▶**形态** 多年生草本。地下根状茎横走，圆柱状，须根多。地上茎三棱形，直立，高10~20 cm，散生或丛生，无毛。单叶互生，叶片狭线形，长3~10 cm，宽1.5~3 mm，先端尖，基部叶鞘淡紫色或紫褐色，最下面的叶鞘无叶片。花白色；穗状花序近球形或卵圆形，长5~9 mm，宽5~7 mm，单个，少有2~3个顶生；苞片叶状，通常3~4片，长1.5~10 cm；小穗多数；鳞片膜质，白色，边缘有刺状细齿；雄蕊3枚。坚果倒卵形，略扁，褐色，长为鳞片的1/2。抽穗期夏、秋季。

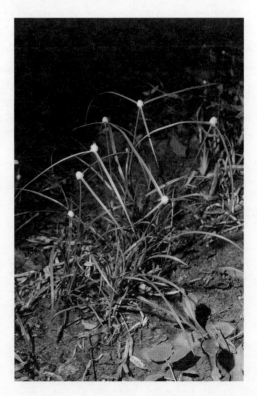

▶**生境分布** 生于溪边、沟边、田埂边、空旷湿地上或山坡阴湿处。分布于我国中国广东、广西、海南、云南等省（区）；越南、泰国、缅甸、印度、菲律宾、马来西亚、印度尼西亚、日本及澳大利亚、美洲热带的地区也有分布。

▶**采收加工** 全年可

采，鲜用或晒干。用时洗净，切碎。

▶**性味功效** 微甘、苦，平。活血散瘀，止咳，截疟。

▶**用量** 15～30 g。

▶**禁忌** 孕妇忌服。

▶**验方** 1. 跌打肿痛：①鲜一箭球60 g，活的雄性田螃蟹1～2只。捣烂，水煎至蟹熟，冲米酒适量服。②鲜一箭球适量。捣烂，加黄酒调匀敷患处。③鲜一箭球适量。捣烂，加酒炒热敷患处。④鲜一箭球500 g。捣烂，加米酒120 ml搓匀，绞出汁，每日服2次，药渣敷患处。⑤鲜一箭球、鲜韭菜根、鲜连钱草各60 g。捣烂炒热，患处红肿者加醋，无红肿者加酒调匀敷患处。

2. 跌打损伤：①鲜一箭球100 g。水煎，冲米酒少许，每日服2次服，捣烂，药渣敷患处。②一箭球30 g。酒、水各半煎服，捣烂，药渣敷患处。

3. 扭伤：鲜一箭球、鲜韭菜根各适量。捣烂，加酒炒热敷患处。

丁 茄 根

▶**来源** 茄科植物水茄 *Solanum torvum* Swartz 的根。

▶**形态** 灌木，高1～2 m。根粗壮，直径0.8～5 cm，表面灰黄色，断面淡黄色。嫩枝有星状毛，有长5 mm以上的锐刺。单叶互生；叶片卵形或椭圆形，长6～19 cm，宽4～13 cm，边缘波状或半裂，裂片5～7片，两面均有星状毛，下面的毛较密，中脉和侧脉有刺或无刺；叶柄有星状毛，有刺或无刺。花白色；伞形花序腋外生；花序梗有星状毛，有刺或无刺；花梗和花萼外面均有星状毛和腺毛；花冠5裂，裂片外面有星状毛；雄蕊5枚，花药顶孔开裂。浆果球形，直径1～1.5 cm，无毛，成熟时黄色，内有多数盘状的种子。花、果期全年。

▶**生境分布** 生于林边、荒地、路边、沟边、村边、灌木丛中。

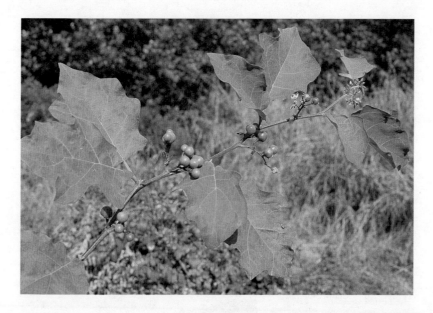

分布于我国台湾、广东、广西、海南、云南等省（区）；越南、缅甸、泰国、印度、菲律宾、马来西亚也有分布。

▶**采收加工** 全年可采，趁鲜切片，鲜用或晒干。用时洗净，切碎。

▶**性味功效** 辛、微苦，微温；有小毒。活血散瘀，消肿止痛。

▶**用量** 6~10 g。

▶**禁忌** 孕妇忌服，青光眼患者禁用。

▶**验方** 1. 跌打内伤：丁茄根10 g，红丝线60 g，毛冬青根、茅莓根各30 g。水煎，冲米酒适量，每日服2次。

2. 跌打肿痛：鲜丁茄根、鲜榕树叶、鲜鹅不食草、鲜韭菜根各适量。捣烂，加酒炒热敷患处。

3. 跌打瘀痛：丁茄根20 g，黑老虎根、海南冬青根（或毛冬青根）各30 g，两面针根10 g。水、酒各半煎服，每日服3次。

4. 扭伤：鲜丁茄根、鲜鹅不食草各10 g，鲜骨碎补、鲜积雪草、鲜韭菜根、鲜马鞭草各60 g。捣烂，加松节油少量调匀敷患处。每次敷药时间不宜过长，否则局部皮肤会起泡。

丁香茄子（天茄子、跌打豆）

▶**来源**　旋花科植物丁香茄 *Calonyction muricatum*（L.）G. Don 的成熟种子。

▶**形态**　一年生缠绕草本。枝、叶折断有乳状汁液。茎圆柱形，有肉质小瘤突。单叶互生；叶片卵形，先端渐尖，基部心形，边缘全缘，上面有疏微毛或无毛，下面无毛，有密的露状小点；叶柄无毛。花紫色或淡紫色，单朵生于叶腋，或由少数花组成卷曲的花序生于叶腋；花梗棒状，结果时粗厚肉质，含丰富的乳状汁液；花萼肉质，无毛，5裂，裂片背面龙骨突起，先端有直立的芒；花冠高脚碟状，花冠管长2～3 cm，冠檐漏斗状，5浅裂；雄蕊5枚。蒴果球状卵形，成熟时4瓣裂，内有种子4粒。成熟种子卵圆形，长7～9 mm，宽6～8 mm，光滑无毛，具钝三棱，表面淡棕黄色，质坚硬，难破碎。花、果期夏、秋季。

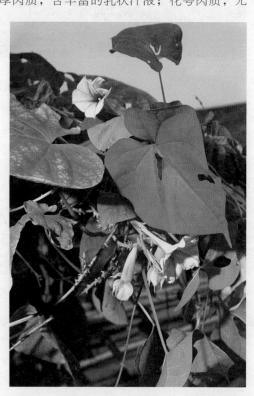

▶**生境分布**　生于灌丛中、河漫滩干坝或栽培。我国云南南部有野生，河南、湖北、湖南、广西等省（区）有栽培；南美洲、热带非洲及越

南、缅甸、印度、菲律宾、日本也有栽培。

▶**采收加工** 秋季采收成熟果实，晒干，打下种子。用时洗净，捣碎。

▶**性味功效** 苦，寒；有毒。散瘀止痛，泻水通便。

▶**用量** 3～6 g。

▶**禁忌** 孕妇禁用。

▶**验方** 1. 跌打内伤血积疼痛：①丁香茄子、散血子（红天葵的球形根状茎）、姜三七（土田七、三七姜）各100 g，苍术100 g（或用樟树根薯15 g），米酒2.5 kg。共浸泡15日后用，每次服15～30 ml，每日服2次，兼取药酒擦患处。②丁香茄子研细粉。每次服6 g，每日服2～3次，开水或米酒送服，另取丁香茄子粉适量，调酒敷患处。

2. 跌打损伤已破口者：丁香茄子、天麻、羌活、防风、白芷、生天南星（姜汁炒）各100 g，白附片（制附子）360 g。共研细粉，每日取此药粉适量，用冷开水调匀敷患处，同时取此药粉10 g，用热米酒冲服，小儿减量，不饮酒者用沸开水冲服。

八 角 根

▶**来源** 八角科（或木兰科）植物八角 *Illicium verum* Hook. f. 的根或根皮。

▶**形态** 常绿乔木。根粗壮，根皮灰褐色。树皮灰色或深灰色至红褐色。根、树皮、叶和果均有浓郁的特有的八角茴香气。嫩枝无毛。单叶，不整齐互生，在顶端的3～6片近轮生；叶片倒卵状椭圆形、倒披针形或椭圆形，长5～15 cm，宽2～5 cm，对着阳光可见许多透明油点，两面均无毛，边缘全缘。花粉红色或深红色，芳香，单朵或2～3朵生于叶腋；花梗较粗，在花期直径1～2.5 mm，长1.5～4 cm；花被片7～13片，外层的纸质，内层的肉质，最大的花被片长9～12 mm，宽8～12 mm，长和宽近相等；雄蕊15～19枚，花丝分离；心皮通常8枚，

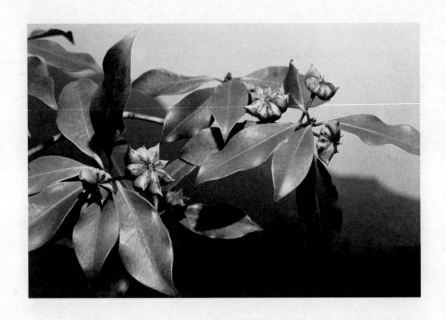

也有7～10枚的。聚合果呈星状八角形，直径3.5～4 cm，饱满平直，成熟心皮多为8枚，顶端钝或钝尖，也有因一些心皮发育不良而呈不整齐的八角形。种子成熟时长6～9 mm，光滑。本种的果实味香甜，可食用，药材名称八角茴香。花、果期3～10月或8月至次年4月。

▶**生境分布**　栽培植物。广西、广东、福建、云南等省（区）有栽培。

▶**采收加工**　全年可采，趁鲜切片，鲜用或晒干。用时洗净，切碎。

▶**性味功效**　辛，温。活血散瘀，消肿止痛。

▶**用量**　6～10 g。

▶**禁忌**　孕妇忌服。

▶**验方**　1. 跌打损伤：①八角根皮6 g（或根10 g）。水煎，冲黄酒和黄糖适量，早、晚饭后服。②八角根皮研细粉。每次服6 g，早、晚用黄酒适量冲服。

2. 陈旧性跌打瘀积疼痛：①八角根10 g，水煎服。②八角根100 g，米酒350 ml，浸泡15日后用，每次服10 ml，每日服2～3次。

3. 扭挫伤：①鲜八角根皮、鲜连钱草、鲜地耳草、鲜水泽兰、鲜菊三七（三七草）全草各适量。捣烂，加酒调匀敷患处。②鲜八角根皮、鲜南五味子根皮、鲜竹叶花椒根皮（或岭南花椒根皮）、鲜羊耳菊根皮、鲜山蒌叶（或假蒌叶）、鲜水泽兰叶各适量。捣烂，加酒炒热敷患处。

了哥王根

▶**来源**　瑞香科植物南岭荛花 *Wikstroemia indica*（L.）C. A. Mey. 的根皮或根、叶。

▶**形态**　小灌木，高30～60 cm。根圆柱形，直径0.5～3 cm，表面黄棕色，断面淡黄白色；根皮厚2～4 mm，纤维发达而柔韧。嫩枝无毛，通常淡红色，茎皮纤维发达而柔韧。单叶对生；叶片长椭圆形或倒卵形，长2～5 cm，宽0.8～1.5 cm，先端尖，基部狭，边缘全缘，

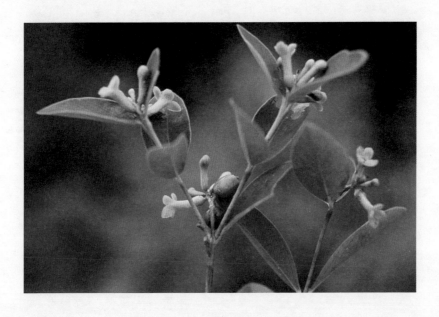

两面均无毛，黄绿色；叶柄长约1 mm。花黄绿色；总状花序生于枝顶；总花梗直立，长5～10 mm，无毛；花萼管状，长约1 cm，有疏柔毛或近无毛，4裂；花瓣缺；雄蕊8枚，内藏；花盘的鳞片4片；子房倒卵形，顶端有毛。果实椭圆形，无毛，长约8 mm，直径约5 mm，成熟时红色。花、果期5～9月。

▶**生境分布** 生于山坡、路边、村边、荒山、草地的草丛或灌木丛中。分布于我国江苏、浙江、江西、安徽、湖北、湖南、福建、台湾、广东、广西、海南、四川、云南、贵州等省（区）；越南、老挝、柬埔寨、泰国、缅甸、孟加拉国、印度也有分布。

▶**采收加工** 根：春、秋季采；叶：夏季采，鲜用或晒干。用时分别洗净，切碎。

▶**性味功效** 苦、微辛，寒；有剧毒。散瘀消肿，消炎止痛，解毒，散结。

▶**用量** 3～6 g。内服时久煎可减少毒性。

▶**禁忌** 孕妇、体质虚寒者及无瘀积者忌服。

▶**验方** 1. 跌打损伤：①了哥王根适量，浸入童子尿中2～3日，每日换1次童子尿，取出再用清水漂1～2日，每日换1次清水，然后晒干研细粉，每次服1.5 g，每日2次，黄酒送服。②了哥王根二层皮，用童子尿浸、晒各3次，切碎，用米酒浸泡20日以上，用此酒擦伤口，如伤重，可饮此酒15 ml。③了哥王根二层皮（根白皮）6 g，水煎（久煎）服；同时取鲜了哥王根皮适量，捣烂，敷患处。④了哥王根120 g，鸡蛋1个，米酒250 ml。先将了哥王根研细粉，炒略焦，加米酒湿润，炒干，再加米酒湿润，再炒干，如此连炒7次，最后一次将余下的米酒倒入锅内，将鸡蛋打入煮熟取出，饮此米酒（尽酒量饮），药渣敷患处。⑤了哥王根皮30 g，白酒200 ml，浸泡30日后用，取药酒擦患处。

2. 扭伤：鲜了哥王叶（或根皮）、鲜五加皮、鲜鹰不扑根皮、鲜鹅不食草、鲜肿节风根皮、鲜接骨草（陆英的根）各适量。捣烂，加酒炒热敷患处。

三　七（田七、人参三七、参三七）

▶**来源**　五加科植物三七 *Panax notoginseng*（Burk.）F. H. Chen ex C. Y. Wu et K. M. Feng 的根。

▶**形态**　多年生直立草本，高30～50 cm。主根肉质肥大，倒圆锥形或短圆柱形，长2～6 cm，直径1～4 cm，外皮黄棕色或黄绿色，有数条支根。茎圆柱形，无毛。叶轮生，掌状复叶3～6枚轮生于茎顶，每枚掌状复叶有小叶3～7片；小叶片椭圆形或长圆状倒卵形，边缘有锯齿，齿间有刺状毛，两面的脉上密生刚毛，下面的毛较稀疏。花黄白色；伞形花序单生于枝顶，有花80～100朵或更多；花梗有微柔毛；花瓣5片；雄蕊5枚。果实肾形，成熟时红色。种子球形，种皮白色。花、果期6～10月。

▶**生境分布**　生于林下或栽培于山坡人工荫棚下。分布于广西、

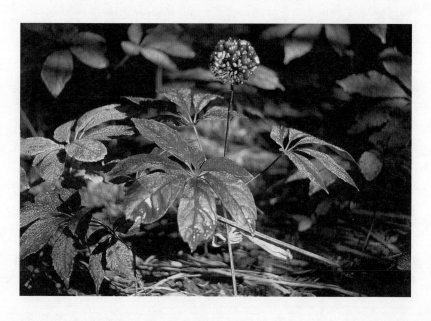

云南等省（区），广东、福建、浙江、江西等省有引种栽培。

▶**采收加工**　秋季采收，洗净，除去须根，鲜用或晒干。用时洗净，捣碎。

▶**性味功效**　甘、微苦，温。散瘀止血，消肿止痛。

▶**用量**　煎剂3～10 g，研粉冲服1.5～3 g。

▶**禁忌**　孕妇慎用。

▶**验方**　1. 跌打瘀痛：三七10 g。水、酒各半煎服；同时取三七适量，用陈醋磨浓汁涂患处。

2. 跌打损伤：①三七6 g，毛冬青根30 g。研粉，每日分2次开水送服。②三七6 g。用甜酒磨汁服。

3. 从高处跌下，压伤，不省人事：三七研细粉，每日3次，每次服3 g；同时取三七粉适量，加酒少量调匀擦患处。

4. 骨折：鲜三七、鲜鸭脚艾（白苞蒿）、鲜五加皮、鲜假花生（假地豆）根皮、鲜铁包金（长叶冻绿）根皮、鲜红花倒水莲（紫葳）根皮各适量。共捣烂，加酒炒热，骨折复位后，敷患处，1～2日换药1次，每次加入适量鲜药（捣烂）与旧药共炒热温敷患处。

5. 跌打内伤，骨折：三七粉10 g，活螃蟹1只，共捣烂，加热米酒适量，浸3～4分钟温服。骨折者另取三七粉适量敷患处（先复位后敷药）。

三 加 皮（三叶五加、刺三甲）

▶**来源**　五加科植物白 *Acanthopanax trifoliatus*（L.）Merr. 的根皮或茎皮。

▶**形态**　灌木。根皮灰棕色或棕褐色。茎皮灰白色或灰褐色。茎枝的节上有三角状锐刺，生于叶柄之下。叶互生，掌状复叶，有小叶3片，少有4～5片；小叶片椭圆状卵形或椭圆状长圆形，少有倒卵形，长4～10 cm，宽3～6.5 cm，边缘有锯齿，两面均无毛或上面脉上有疏毛；叶柄无毛，有刺或无刺。花黄绿色；伞形花序生于枝顶；总花梗和花梗均无毛；花萼无毛；花瓣5片；雄蕊5枚；雌蕊单一；子房2室；花柱2枚，中部以下合生。果实球形或扁球形，直径约5 mm，成熟时黑色。花、果期8~12月。

▶**生境分布** 生于山坡、山谷、沟边、路边、林边、村边灌丛中。分布于我国江西、福建、台湾、湖南、广东、广西、海南、四川、贵州、云南等省（区）；越南、印度、菲律宾也有分布。

▶**采收加工** 全年可采，鲜用或晒干。用时洗净，切碎。

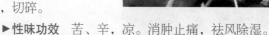

▶**性味功效** 苦、辛，凉。消肿止痛，祛风除湿。

▶**用量** 10~30 g。

▶**禁忌** 孕妇忌服。

▶**验方** 1. 跌打肿痛：鲜三加皮（或三加叶）、鲜连钱草、鲜朱砂根（或三加叶）各适量。捣烂，加酒调匀敷患处。

2. 扭伤：鲜三加皮（或嫩叶）、鲜扭曲草（红雀珊瑚的全株）各30 g。捣烂，水、酒各半煎服，药渣敷患处。

3. 跌打损伤：鲜三加皮（根皮）、甜酒各适量。捣烂，敷患处。

4. 骨折：鲜三加皮、栀子、生姜各等量。捣烂，骨折复位后，炒热，加米酒少量调匀，敷患处。

三叶青藤根（藤骨碎、三姐妹藤）

▶**来源**　青藤科（或莲叶桐科）植物红花青藤 *Illigera rhodantha* Hance 的根。

▶**形态**　常绿藤本。根粗大，略带粉质。嫩枝密生金黄褐色柔毛。叶互生，指状3小叶；小叶片倒卵状椭圆形或椭圆形，长6～11 cm，宽3～7 cm，先端钝，基部圆形或近心形，边缘全缘，两面沿脉有金黄褐色短柔毛，或下面仅叶脉基部有毛，侧生小叶较小，基部偏斜，叶柄和小叶柄均有毛。花紫红色；聚伞圆锥花序生于枝顶或叶腋，密生金黄褐色柔毛；萼片5片，长约8 mm，长圆形，外面有毛；花瓣5片，与萼片同形而略小；雄蕊5枚，有毛；每个花丝基部有1对长卵形退化雄蕊；子房和花柱均有柔毛。翅果，一对翅较大，另一对翅较小，疏生短柔毛。花、果期9～12月。

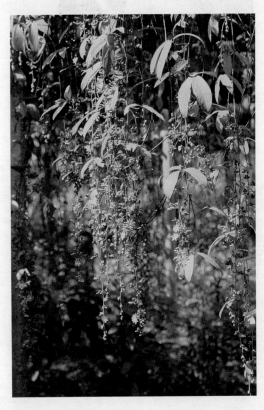

▶**生境分布**　生于山谷、山坡、林边、沟边疏林下或灌丛中。分布于我国广东、广西、海南、贵州、云南等省

（区）；越南也有分布。

▶**采收加工**　全年可采，鲜用或晒干。用时洗净，切碎。

▶**性味功效**　微苦、甘，凉。消肿止痛，舒筋活络。

▶**用量**　15～30 g。

▶**禁忌**　孕妇禁服。

▶**验方**　1. 跌打肿痛：①鲜三叶青藤根、鲜朱砂根、鲜鹅不食草、鲜地耳草、鲜酢浆草各适量。共捣烂，加酒炒热敷患处。②鲜三叶青藤根、鲜汉桃叶、鲜韭菜根、鲜水泽兰各适量。捣烂，加酒炒热敷患处。

2. 跌打损伤：①三叶青藤根30 g（泡新鲜童子尿2～3小时，取出晾干，再蒸熟），松笔（松树嫩枝）3条。水煎，滴酒为引，内服。②三叶青藤根、黑老虎根、四方藤根和茎、六方藤根和茎、金樱子根、铜钻根（定心藤根）、三钱三根（黄杜鹃根）、清风藤根、红杜仲、穿破石（蕺芝根）各15 g，南五味子根10 g，土牛膝根6 g。共研细粉。另取松脂900 g，加水煮溶，趁热过滤，再将滤液煮干。然后取茶油100 ml和上药粉加入松脂内，慢火熬约40分钟便成膏状。用时将药膏摊于厚纸上，敷患处。由于本方药膏油脂含量少，放久会干裂，一般在7日内使用为宜。若用桐油代替松脂，则不会干裂。

3. 骨折肿痛：三叶青藤根、大驳骨根、汉桃叶各15 g，骨碎补、两面针根各10 g。水煎，冲米酒适量服。

4. 骨折：鲜三叶青藤根、鲜大驳骨、鲜小驳骨、鲜汉桃叶、鲜干花豆根各等量。捣烂，骨折复位后，加酒调匀蒸（或煨）热敷患处。每日换药1次。

干花豆根（玉郎伞、水罗伞）

▶**来源**　豆科（或蝶形花科）植物干花豆 *Fordia cauliflora* Hemsl. 的根。

▶**形态**　直立灌木，高约2 m。根粗壮，圆柱形。嫩枝有锈色柔

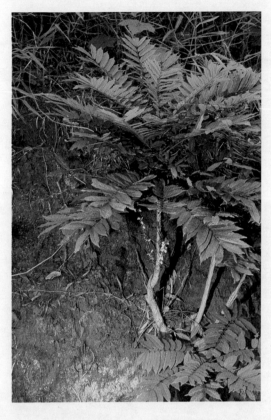

毛，老枝无毛。叶互生，单数羽状复叶，常聚集于枝梢，小叶13～25片；小叶片长圆形或卵状长圆形，长4～12 cm，宽2.5～3 cm，边缘全缘，上面无毛，下面有疏细毛；托叶长2～2.5 cm；小托叶长0.8～1 cm。花淡红色或紫红色；总状花序生于老茎上或侧枝基部，生花节呈球形，节上簇生3～6朵花；花冠蝶形，外面有绢状毛；雄蕊10枚，其中9枚花丝合生。荚果扁平，长7～10 cm，宽2～2.5 cm，有疏细毛。种子扁平圆形，光滑。花、果期5～11月。

▶**生境分布** 生于山沟、山脚、林边、疏林下、灌木丛中。分布于广东、广西等省（区）。

▶**采收加工** 全年可采，趁鲜切片，鲜用或晒干。用时洗净，切碎。

▶**性味功效** 辛、微酸，平。散瘀消肿，止痛，宁神，益智，敛汗。

▶**用量** 10～12 g。

▶**禁忌** 孕妇忌服。

▶**验方** 1.骨折：鲜干花豆根、鲜苎麻根各60 g，鲜了哥王根皮和叶、鲜朱砂根皮各30 g，鲜地耳草15 g。捣烂，骨折复位后，加酒炒热敷患处。

2. 跌打损伤：干花豆根60 g，水田七、地耳草各50 g，广金钱草30 g。研细粉，每次服6 g，每日服3次，开水送服。服药期间忌食蒜头、韭菜、酸醋、柚子、干鱼。

3. 跌打瘀积疼痛：干花豆根、汉桃叶、苏木各15 g，三七粉10 g（另包冲服）。水煎，分3次冲三七粉服。

大 驳 骨（大接骨）

▶来源　爵床科植物黑叶接骨草 *Gendarussa ventricosa*（Wall.）Nees 的地上部分。

▶形态　常绿灌木。嫩枝无毛，揉之有特殊臭气，茎节明显膨大。单叶对生；叶片长圆状披针形或椭圆形，长10～18 cm，宽3～7 cm，先端尖，基部狭，边缘全缘，两面均无毛。花白色有紫纹；穗状花序生于枝顶或叶腋，长约7 cm；苞片大，紫绿色，阔卵形或近圆形，长1～1.5 cm，宽约1 cm，覆瓦状重叠；小苞片披针形，比苞片略短；花冠唇形，长1.5～1.8 cm，外面有短柔毛；能发育雄蕊2枚，着生处无毛，花药2室，药室一高一低。蒴果棒状倒卵形，长约2.5 cm，内有种子2～4粒。花、果期夏季。

▶生境分布　生于山野阴湿处或栽培。分布于我国广东、广西、海南、台湾、云南等省（区）；中南半岛及印度也有分布。

▶采收加工　全年可采，鲜用或晒干。用时洗净，切碎。

▶性味功效　微酸、辛，平。续筋接骨，治跌打，祛风湿。

▶用量　15～30 g。

▶禁忌　孕妇忌服。

▶验方　1. 骨折：①鲜大驳骨、鲜小驳骨、鲜异叶泽兰（又名水泽兰）、鲜连钱草、鲜田字草（苹）各适量。捣烂，炒热加酒拌匀，骨折复位后敷患处，每日1次。②鲜大驳骨30 g，鲜葱头（连须根一起）

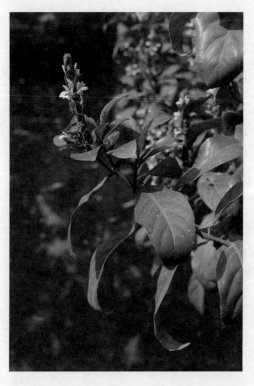

8个，生姜15 g。捣烂，加酒炒热，骨折复位后敷患处。③鲜大驳骨叶、鲜小驳骨叶、鲜艾叶、鲜苎麻根、鲜葱头（连须根一起）各适量，雄鸡1只（约750 g）。共捣烂后放入碗内，加酒湿润，放入沙锅内煮沸约半小时，取出与新鲜的生鸡血拌匀，骨折复位后，趁热先烫患部；后敷药包扎固定，约4小时后（严重患者12小时后）去药，用旧药渣再敷4小时，敷药后约半小时，患部出现剧痛，切勿去药。若骨痂形成后局部肿胀严重，可取老樟树皮、老松树皮、杉木皮、茅莓根或全株、大驳骨、小驳骨各适量，水煎洗局部肿胀处。④大驳骨30 g，水泽兰10 g，姜黄6 g，连钱草3 g，螃蟹4～5只。晒干研粉，加酒糟炒热，骨折复位后敷患处，3日换药1次。

2. 跌打损伤：①鲜大驳骨、鲜韭菜鳞茎、鲜酢浆草、鲜异叶泽兰、生姜各适量。捣烂，加酒炒热敷患处。②鲜大驳骨叶、鲜小驳骨叶、鲜乌药叶、鲜异叶泽兰叶、鲜水蕉叶（或鲜罗裙带叶）、鲜苦楝嫩叶、鲜积雪草各60 g。捣烂，加酒炒热敷患处，每日敷2次。③鲜大驳骨适量。捣烂，加酒炒热敷患处。

3. 扭伤肿痛：鲜大驳骨、鲜小驳骨、鲜连钱草、鲜积雪草各适量。捣烂，炒干，加酒适量蒸沸，先擦后敷患处。

大田基黄（星宿菜）

▶**来源**　报春花科植物红根草 *Lysimachia fortunei* Maxim. 的全草或根状茎。

▶**形态**　多年生直立草本，高20～40 cm。根状茎横向生，红褐色。茎单一，很少分枝，无毛，有黑色腺点，基部紫红色。单叶互生；叶片近无柄，披针形或长圆状披针形，长3～10 cm，宽1～2 cm，先端尖，基部狭，边缘全缘，两面均无毛，有黑褐色腺点，干后呈锈色突起的斑点。花白色；总状花序顶生；花萼5深裂，裂片先端钝，边缘有腺状缘毛，背面有黑色腺点；花冠长3～5 mm，5深裂，有黑色腺点；雄蕊5枚。蒴果球形，直径约3 mm。花、果期6～11月。

▶**生境分布**　生于湿润的田边、沟边、耕地、路边、草丛中。分布于我国陕西、河南、山东、江苏、浙江、江西、福建、台湾、湖北、湖南、广东、广西、海南等省（区）；越南、朝鲜、日本也有分布。

▶**采收加工**　夏、秋季采，鲜用或晒干。用时洗净，切碎。

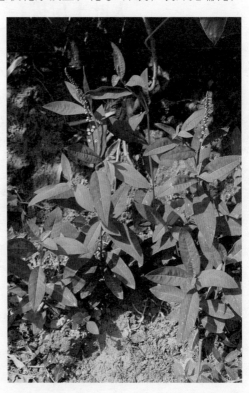

▶**性味功效** 微苦、涩，平。活血散瘀，消肿止痛，清热利湿。

▶**用量** 15～30 g。

▶**验方** 1. 跌打损伤：①鲜大田基黄60 g。捣烂，酒、水各半炖服，药渣敷患处。②大田基黄根状茎30 g，酒、水各半煎服；另取鲜大田基黄适量，捣烂，敷患处。③大田基黄根状茎、马兰草（路边菊）各15 g，酒、水各半煎服。④鲜大田基黄、葱白、酒糟各适量。捣烂，炒热敷患处。

2. 腰部扭伤疼痛：鲜大田基黄根状茎30 g，鸡蛋2个。将大田基黄根状茎切碎，加入鸡蛋煮熟，加食盐少许调匀连渣食；同时取鲜大田基黄适量，捣烂，炒热敷患处。

大叶千斤拔（千斤拔）

▶**来源** 豆科（或蝶形花科）植物大叶千斤拔 *Flemingia macrophylla*（Wall.）Merr. 的根。

▶**形态** 直立小灌木。主根长圆锥形，长15～30 cm，表面棕褐色，根头部膨大，下部渐细，切断面木部黄白色或淡红色。嫩枝三棱形，密生紧贴丝质毛。叶互生，指状3小叶；小叶片宽披针形或椭圆形，长8～15 cm，宽4～7 cm，边缘全缘，两面除脉上有毛外，其余均无毛，下面有黑色小腺点，侧生小叶较小，偏斜；叶柄长3～6 cm，有狭翅，有毛；小叶柄长2～5 mm，有毛；托叶披针形，长约2 cm，有毛。花紫红色；总状花序生于叶腋，长3～8 cm；花萼长4～8 mm，有丝质柔毛；花冠蝶形；雄蕊10枚。荚果膨胀，椭圆形，有短柔毛。花、果期6～12月。

▶**生境分布** 生于旷野草地、路边、林边、山谷、灌木丛中。分布于江西、福建、台湾、广东、广西、海南、四川、云南、贵州等省（区）。

▶**采收加工** 秋季采，鲜用或晒干。用时洗净，切碎。

▶**性味功效** 甘、微涩，平。祛风利湿，强筋壮骨，散瘀止痛，消炎。

▶**用量** 15～30 g。

▶**禁忌** 孕妇忌服。

▶**验方** 1. 跌打内伤：大叶千斤拔、威灵仙各30 g。水煎，冲米酒适量服。

2. 扭伤，挫伤瘀血：①大叶千斤拔、鸡爪风根（假鹰爪根）各15 g，两面针根10 g。用米酒250 ml浸泡15日后，取药酒擦患处。②大叶千斤拔、松笔（松树嫩枝）各15 g，红杜仲30 g，猪尾1条。水煲服，连续服用。

3. 跌打损伤：①鲜大叶千斤拔、鲜韭菜根、鲜桃树叶、鲜鹅不食草各适量。共捣烂，加酒炒热敷患处。②大叶千斤拔、竹叶花椒根、算盘子根各15 g，水煎服；同时取鲜竹叶花椒叶、鲜韭菜根、鲜鹅不食草、鲜连钱草各适量。捣烂，敷患处，每日或隔日换药1次。

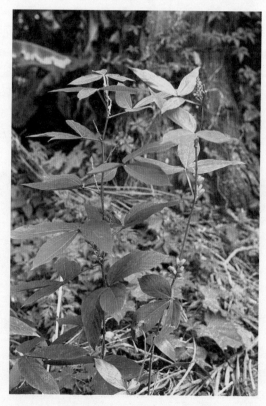

4. 骨折：大叶千斤拔、朱砂根各15 g，生栀子、大黄、黄柏各12 g。共研细粉，骨折复位后，将药粉加酒调匀敷患处；同时取骨碎补、续断、木香、鸭脚艾、自然铜、乳香、白及各10 g，水煎，冲米酒适量服。

5. 挫伤筋骨：大叶千斤拔60 g，粗叶悬钩子根100 g。水煎，冲米酒适量服兼外擦患处。

▶附注　《广西中药材标准》第二册收载的"千斤拔"，其原植物包括蔓性千斤拔和大叶千斤拔两种。

大鸭脚木叶（大叶鸭脚木）

▶来源　五加科植物龙州鹅掌柴 *Schefflera lociana* Grushv. et N. Skvorts. var. *megaphylla* Shang 的叶。

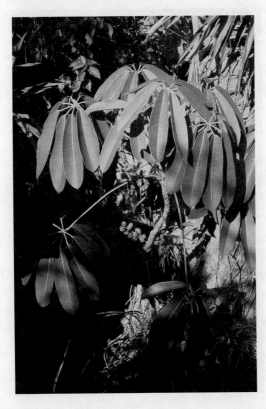

▶形态　常绿灌木或小乔木。茎有明显的叶柄痕；嫩枝密生星状柔毛，后渐脱落。叶互生，掌状复叶，聚生枝顶，有小叶6～9片；小叶片厚革质，长圆形，长14～35 cm，宽6～9 cm，先端急尖，边缘全缘或有齿，侧脉每边多达26条，侧脉和小脉在上面下陷，两面无毛或下面有毛。花淡黄白色；伞形或头状花序多个，每个伞形或头状花序有花25～35朵，组成圆锥花序生于叶腋，密生星状柔毛；花瓣5片；雄蕊5枚，花丝无毛；子房6室，花柱合生成柱状。果实近球形。花、果期8~11月。

▶**生境分布**　生于石灰岩山山谷、山脚疏林下或灌丛中。分布于我国广西的西南部；越南也有分布。

▶**采收加工**　全年可采，鲜用或晒干。用时洗净，切碎。

▶**性味功效**　苦、涩，凉。散瘀消肿，止痛生肌，续筋接骨。

▶**用量**　15~30 g。

▶**禁忌**　孕妇慎服。

▶**验方**　1. 开放性骨折：①鲜大鸭脚木叶、鲜红背山麻杆叶、鲜东风草嫩枝叶、鲜玉叶金花嫩枝叶、鲜假花生叶各等量。骨折整复固定后，捣烂，敷患处，每日1次。如患处化脓，每日先取粗糠柴枝叶、红背山麻杆枝叶各等量煎水洗，再敷上药。②鲜大鸭脚木叶2片，鲜玉叶金花叶、鲜假花生叶、鲜东风草叶各60 g，鲜水泽兰、鲜假茶辣（灰毛浆果楝）根皮及叶各20 g。共捣烂，骨折整复固定后，敷患处。

2. 闭合性骨折：①鲜大鸭脚木叶、鲜假花生叶、鲜汉桃叶、鲜红杜仲（毛杜仲藤）根皮或叶、鲜香胶木（潺槁树）叶或树皮、鲜榕树叶、鲜山藿香全草、鲜小驳骨叶、鲜笔管草全草各适量。共捣烂，骨折复位后，加酒调匀敷患处。用药期间忌吃鸡肉、生姜、猪大肠。②鲜大鸭脚木叶、鲜水泽兰、鲜羊耳菊根皮、鲜榕树叶、鲜小驳骨、鲜三叉苦根皮或叶各适量。共捣烂，骨折复位后，加酒炒热敷患处。

3. 跌打瘀肿：鲜大鸭脚木叶、酒糟各适量。共捣烂，用鲜芭蕉叶包好煨热，敷患处。

山 桔 叶（山橘叶、山小橘）

▶**来源**　芸香科植物小花山小橘 *Glycosmis parviflora*（Sims）Kurz 的叶。

▶**形态**　常绿灌木，通常高1~2 m。嫩枝无毛。叶互生，单小叶或有2~4片小叶；小叶片椭圆形、长圆形或披针形，有时倒卵状椭圆

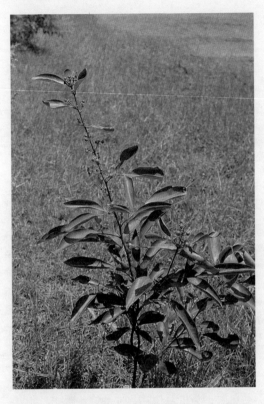

形，长5~12 cm，宽2~4 cm，先端尖，基部钝或狭，边缘全缘，两面均无毛，对光可见多数透明油点，揉烂有香气。花白色；圆锥花序长4 cm以上，生于叶腋或枝顶；花瓣5片；雄蕊10枚，少有8枚，花丝通常上宽下窄，药隔顶端有油点。果实球形或椭圆形，直径约1 cm，成熟时淡红色或红色，半透明，无明显突起的油点，味甜可食，内有种子1~3粒。花、果期3~9月。

▶**生境分布**　生于村边、路边、平地、山坡、林边、疏林下或灌丛中。分布于福建、台湾、广东、广西、海南、云南等省（区）。

▶**采收加工**　全年可采，鲜用或阴干。用时洗净，切碎。

▶**性味功效**　苦、微辛，平。散瘀消肿。

▶**用量**　6~15 g。

▶**禁忌**　孕妇忌服。

▶**验方**　1. 跌打肿痛：鲜山桔叶、鲜连钱草、鲜酢浆草（或鲜红花酢浆草）、鲜鹅不食草各适量。共捣烂，加酒炒热敷患处。

2. 外伤瘀积肿痛、挫伤筋骨：山桔叶、紫背金牛全草、大半边莲（粗喙秋海棠的根状茎）、红穿破石（翼核果的根）、黑老虎根、羊耳菊根、丢了棒（白桐树的带叶嫩枝）、刺天茄的根、过岗龙、红杜仲、牛尾菜根、两面针根、鹅不食草、假蒌叶、地耳草各等量。共研细粉，炼蜜为丸，每丸重6 g，每次用白酒50 ml调药丸1个，加热溶解后擦患处，每日擦1～2次。如痛甚可同时每日服1丸，用米酒或开水送服。

山藿香（血见愁、皱面草）

▶**来源**　唇形科植物山藿香 *Teucrium viscidum* Bl. 的全草。

▶**形态**　多年生直立草本。茎四方形，嫩时有短柔毛和腺毛，老时近无毛。单叶对生；叶片卵状长圆形，长3～10 cm，宽1.5～4.5 cm，先端尖，基部近圆形，两面近无毛或有极疏微柔毛，上面褶皱；叶柄近无毛。花淡红色或淡紫色或白色；假穗状花序生于枝顶和叶腋，密生腺毛；轮伞花序具2花，上下密接；苞片全缘；花萼密生腺毛；花冠唇形，一般长不达1 cm；雄蕊4枚。小坚果扁圆形，表面无网纹。花、果期6～12月。

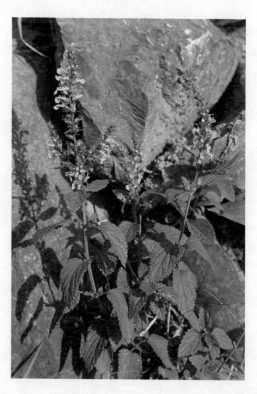

▶**生境分布**　生于湿润的山坡、林下、林边、山谷、沟边、田边、荒地、灌木丛中。分布于我

国江苏、浙江、江西、福建、台湾、湖南、广东、广西、海南、四川、云南等省（区）；印度、缅甸、印度尼西亚、菲律宾、朝鲜、日本也有分布。

▶采收加工　夏、秋季采，鲜用或晒干。用时洗净，切碎。

▶性味功效　苦、辛，凉。凉血止血，消肿止痛。

▶用量　15～30 g。

▶验方　1. 跌打损伤：①鲜山藿香30 g，水煎服；同时取鲜山藿香适量，捣烂调热酒，先擦后敷患处。②山藿香30 g，毛冬青根60 g。水煎，分3次微温服，药渣捣烂，敷患处。

2. 跌打肿痛：鲜山藿香、鲜两面针根皮、鲜了哥王根皮各适量。捣烂，敷患处。

3. 扭挫伤局部肿痛或瘀肿疼痛：①山藿香、连钱草各30 g，山香、九层塔（罗勒）、两面针根皮各15 g。水煎服。②山藿香、连钱草、黑头茶、地耳草、肿节风、两面针根、鹅不食草各适量。研粉，酒、水各半调匀敷患处。

千　斤　拔

▶来源　豆科（或蝶形花科）植物蔓性千斤拔 *Flemingia philippinensis* Merr. et Rolfe的根。

▶形态　蔓性亚灌木。主根长圆锥形，长达50 cm，通常垂直深入土中，直径1～3 cm，表面棕红色或灰褐色，切断面淡棕红色。茎披散状，嫩茎三棱形，密生短柔毛。叶互生，指状3小叶；小叶片长椭圆形或卵状披针形，长4～7 cm，宽1.7～3 cm，边缘全缘，上面有疏短柔毛，侧脉和网脉均凹陷，下面密生柔毛，侧脉和网脉均突起，侧生小叶略小，基部偏斜；托叶线状披针形，有毛。花紫红色；总状花序生于叶腋，长约2.5 cm；花冠蝶形；雄蕊10枚。荚果椭圆状，膨胀，有短柔毛。花、果期夏、秋季。

▶**生境分布** 生于荒山坡、路边、草地、旷野平地。分布于江西、福建、台湾、湖北、湖南、广东、广西、海南、四川、云南、贵州等省（区）。

▶**采收加工** 同大叶千斤拔。

▶**性味功效** 同大叶千斤拔。

▶**用量** 15～30 g。

▶**禁忌** 孕妇忌服。

▶**验方** 1. 同大叶千斤拔。

▶**附注**：《广西中药材标准》第二册收载的"千斤拔"，其原植物包括蔓性千斤拔和大叶千斤拔两种。

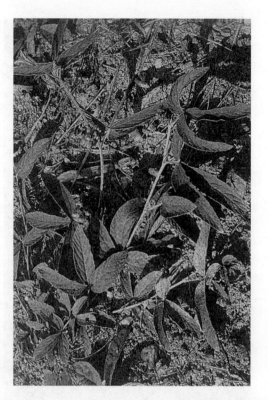

千 层 塔（蛇足草、小还魂）

▶**来源** 石杉科（或石松科）植物蛇足石杉 *Huperzia serrata*（Thunb.）Trev. 的全草。

▶**形态** 多年生常绿小草本，高15～30 cm。茎直立，单出或多回二歧分枝。单叶，螺旋状着生；叶片披针形，无柄或近无柄，长1～1.5 cm，宽0.2～0.3 cm，先端尖，基部狭，边缘有锯齿，主脉明显突

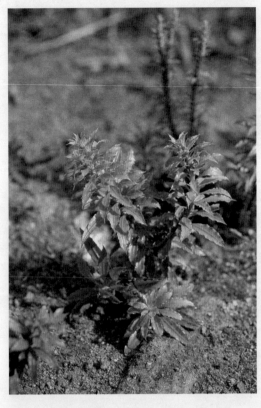

起，上面略粗糙，绿色或黄绿色。孢子囊肾形，黄色，散生于茎上或分枝上的叶腋间，不形成孢子囊穗。孢子期夏、秋季。

▶**生境分布** 生于山地林下、林边阴湿处、路边、灌木丛、草丛、排水良好的坡地或沟谷岩石上。分布于我国江西、浙江、安徽、福建、台湾、湖南、广东、广西、海南、四川、贵州、云南等省（区）；亚洲、美洲及澳大利亚热带地区也有分布。

▶**采收加工** 全年可采，鲜用或晒干。用时洗净，切碎。

▶**性味功效** 辛、涩、凉；有小毒。活血散瘀，消肿止痛，抑制胆碱酯酶，提高记忆效率。

▶**用量** 3～10 g。

▶**禁忌** 孕妇忌服。

▶**验方** 1. 跌打肿痛：①鲜千层塔、鲜石菖蒲、鲜救必应（铁冬青的树皮）、鲜肿节风各适量。捣烂，加酒炒热敷患处。②鲜千层塔嫩叶适量。捣烂，敷患处。

2. 扭伤：①鲜千层塔适量，酒糟、黄糖各少量。捣烂，用鲜芭蕉叶包好，煨热敷患处。②鲜千层塔、鲜鹅不食草、鲜酢浆草各适量。

捣烂，加酒炒热敷患处。

3. 跌打损伤：千层塔30 g，细辛10 g，研细粉，临睡时用开水送服6 g；同时取鲜千层塔适量，加白酒少许，捣烂，敷患处，每日1次。

广西九里香

▶**来源**　芸香科植物广西九里香 *Murraya kwangsiensis*（Huang）Huang 的叶及带叶嫩枝。

▶**形态**　常绿灌木。叶及带叶嫩枝揉之有浓烈的香茅油或柠檬香气。嫩枝有短柔毛。叶互生，单数羽状复叶，有小叶3～11片；小叶片革质，互生，卵状长圆形或斜四边形，长3～10 cm，宽3～6.5 cm，边缘有细钝齿，齿缝有油点，下面密生短柔毛，对光可见多数油点，干后油点变黑褐色；小叶柄及叶轴均密生短柔毛。花蕾椭圆形，花开时淡黄白色或白色；聚伞花序顶生；萼片5片，长约1 mm，边缘有毛；花

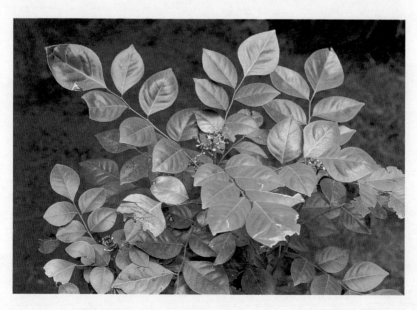

瓣5片，长约4 mm，有油点；雄蕊10枚。果实圆球形，直径约1 cm，成熟时由红色变为暗紫黑色。种子平滑无毛。花、果期5～10月。

▶**生境分布**　生于石灰岩山地疏林中、灌丛中或栽培。分布于广西、云南等省（区）。

▶**采收加工**　全年可采，鲜用或阴干。用时洗净，切碎。

▶**性味功效**　微苦、辛，温。祛风湿，治跌打，活血散瘀。

▶**用量**　3～10 g。

▶**验方**　1. 跌打损伤：①鲜广西九里香、鲜鹅不食草、鲜虎刺木根（或嫩枝叶）各适量。捣烂，加酒炒热敷患处。②鲜广西九里香根（或嫩枝叶）30 g。酒、水各半煎服。③鲜广西九里香、鲜瓜子金（卵叶远志的全草）、鲜赛葵、鲜洋金花叶各等量。捣烂，用米粥水调敷患处。

2. 跌打肿痛、跌打扭伤：鲜广西九里香120 g。捣烂，用米酒250 ml浸3～8小时后，擦患处。

3. 扭伤：①广西九里香250 g，大驳骨嫩枝叶1500 g，路边菊根（马兰根）1 000 g，连钱草500 g。切碎，用75%酒精或米双酒浸泡过药面，浸渍15日后可用，取药酒擦患处。②鲜广西九里香、鲜鹅不食草、鲜水蕉叶（或罗裙带叶）各适量。捣烂，加酒炒热敷患处。

4. 跌打瘀积肿痛：①鲜广西九里香、鲜栀子叶、鲜地耳草、鲜水八角（大叶石龙尾）全草各等量。捣烂，加酒炒热敷患处。②鲜广西九里香、鲜瓜子金、鲜连钱草、鲜鹅不食草各60 g。捣烂，取汁服，药渣加酒调匀，先擦后敷患处，每日1～2次。

小 驳 骨 (小接骨)

▶**来源**　爵床科植物小驳骨 *Gendarussa vulgaris* Nees 的地上部分。

▶**形态**　常绿小灌木。嫩枝无毛，茎节明显膨大。单叶对生；叶片披针形，长6～11 cm，宽1～2 cm，先端尖，基部狭，边缘全缘，两面均无毛。花白色或带粉红色有紫斑；穗状花序生于枝顶或叶腋，长2～5 cm；苞片钻状披针形，长约2 mm，有黏毛；花冠2唇形，花冠管长不超过1 cm；能育雄蕊2枚，花药2室，药室一高一低，低者有短距。蒴果长约1.2 cm，内有种子4粒。花、果期春、夏季。

▶**生境分布**　生于山地灌丛中、沟边、湿润林边或栽培。分布于我国广东、广西、海南、云南、台湾等省（区）；亚洲热带地区也有分布。

▶**采收加工**　全年可采，鲜用或晒干。用时洗净，切碎。

▶**性味功效**　辛、微酸，平。续筋骨，治跌打，祛风湿。

▶**用量**　15～30 g。

▶**禁忌**　孕妇忌服。

▶**验方**　1. 骨折：
①鲜小驳骨、鲜艾叶、鲜苎麻根、鲜葱头（带须根）各适量。共捣烂，加酒调至药湿透为度，放入沙锅内隔水蒸沸约半小时，取出药物加入新鲜鸡血调匀，骨折复位后，先烫后敷患处，4小时即可除药；若是粉碎性骨折，8小时后重敷1次；以后取小驳骨、松笔（松树嫩枝）、茅莓、大驳骨各适量，水煎洗患处，每日1～2次。②鲜小驳骨120 g，鲜苎麻根60 g，鲜艾叶、鲜葱头（带须根）、鲜韭菜鳞茎各

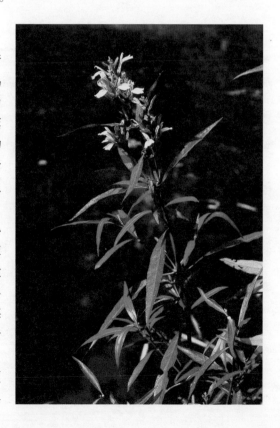

30 g，小雄鸡1只。共捣烂，加酒炒热，骨折复位后，敷患处。③鲜小驳骨叶、鲜大驳骨叶、鲜荷秋藤叶各60 g，鲜肿节风30 g，凤凰儿（活小雄鸡仔）2只。共捣烂，加酒炒，骨折复位后，热敷患处。

2. 跌打扭伤：小驳骨适量研细粉，与酒、醋各适量调匀敷患处。

3. 关节扭伤：鲜小驳骨、鲜大驳骨、鲜榕树叶或榕树须、鲜连钱草各适量。捣烂，加酒炒热敷患处。

4. 跌打损伤：鲜小驳骨叶、鲜大驳骨叶、鲜榕树叶各120 g，鲜苎麻根150 g，鲜连钱草60 g，生姜30 g，鲜葱头（带须根）15 g。捣烂，加酒炒热敷患处；同时取酸藤子根100 g，水煎服，每日1剂。

小一点红（细叶红背菜）

▶**来源**　菊科植物小一点红 *Emilia prenanthoides* DC. 的全草。

▶**形态**　一年生草本。折断有乳状汁液。茎直立或斜升，无毛或有短柔毛。单叶互生；叶片不分裂，基部叶倒卵形或倒卵状长圆形，边缘全缘或有疏齿；茎中部叶长圆形或线状长圆形，长5～9 cm，宽1～3 cm，边缘有波状齿，两面无毛或近无毛，无柄，抱茎；茎上部叶小，线状披针形。花红色或紫红色；头状花序排成伞房状，生于茎顶；总苞圆柱形，长5～12 mm，宽5～10 mm，总苞片1层；全为管状花；花冠管长约1 cm，5齿裂；雄蕊5枚，花药联合。瘦果近圆柱形，无毛，顶端有白色细软的冠毛。花、果期夏、秋季。

▶**生境分布**　生于旷野、路边、林边、山坡草地潮湿处。分布于浙江、福建、广东、广西、海南、云南、贵州等省（区）。

▶**采收加工**　夏、秋季采，鲜用或晒干。用时洗净，切碎。

▶**性味功效**　辛、苦，寒。清热解毒，散瘀止痛，消炎利尿。

▶**用量**　15～30 g。

▶**验方**　1. 跌打损伤：①鲜小一点红（或一点红）、鲜狗肝菜、鲜菊三七、鲜水泽兰、鲜连钱草、鲜马齿苋、鲜扶芳藤嫩茎叶各适量。捣烂，加白酒少许调匀敷患处。②鲜小一点红（或鲜一点红）、鲜一枝黄花、鲜过路黄、鲜毛麝香、鲜大田基黄、鲜苎麻根各适量。捣烂，加酒炒热敷患处，隔日换药1次。③鲜小一点红（或鲜一点红）、鲜水泽兰、鲜犁头草（长萼堇菜）、鲜黑老虎根皮、鲜朱砂根根皮、鲜芭蕉心各适量。捣烂，敷患处。

2. 跌打肿痛：①鲜小一点红（或鲜一点红）60 g，水煎服；另取鲜小一点红（或鲜一点红）适量，捣烂，敷患处。②鲜小一点红（或鲜一点红）250 g，鲜土牛膝根（倒扣草根）120 g。捣烂，敷患处。

3. 扭伤、挫伤：①鲜小一点红（或鲜一点红）、鲜连钱草、鲜地耳草、鲜水泽兰各适量。捣烂，加酒调匀敷患处。②鲜小一点红（或鲜一点红）、鲜水蕉叶（或鲜罗裙带叶）、鲜了哥王根皮和叶、鲜黑面神（鬼画符）根皮、鲜鸭脚艾、鲜穿破石根皮各适量。捣烂，敷患处。

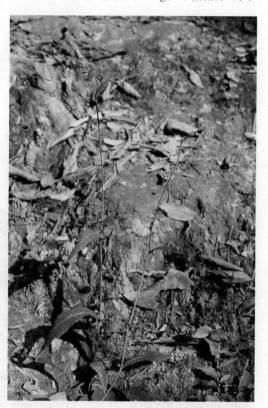

小芸木根

▶**来源**　芸香科植物小芸木 *Micromelum integerrimum*（Buch.-Ham.）Wight et Arn. ex Roem. 的根或根皮。

▶**形态**　灌木或小乔木。根粗壮，表面灰黄色，断面淡黄白色。树皮灰色。嫩枝绿色，密生黄灰色或灰棕色短伏毛。叶互生，单数羽状复叶，有小叶7～15片，互生或近对生，叶轴绿色，密生短伏毛；小叶片斜卵状椭圆形、斜披针形或斜卵形，长5～20 cm，宽3～8 cm，边缘全缘，两面均有短柔毛，叶脉上的毛较密，老叶变无毛，对光可见许多透明油点，揉烂有香气。花蕾长椭圆形，开放时白色或黄白色；聚伞圆锥花序生于枝顶；花序轴绿色，密生短伏毛；花瓣5片；雄蕊10枚。果实椭圆形或倒卵形，成熟时由橙黄色转朱红色，有油点，味酸甜可食，但肉薄核大，内有种子1～2粒。花、果期冬、春季至夏季。

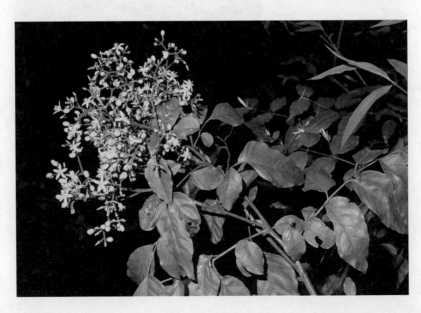

►**生境分布** 生于湿润的山地林中、林边、山谷、海岸边沙地、灌丛中。分布于广东、广西、海南、云南、贵州、西藏等省（区）。

►**采收加工** 全年可采，趁鲜切片，鲜用或晒干。用时洗净，切碎。

►**性味功效** 苦、辛，温。散瘀消肿，祛风除湿，止痛。

►**用量** 10~15 g。

►**禁忌** 孕妇慎服。

►**验方** 1. 跌打肿痛：①小芸木根研细粉。每次服6 g，每日服2~3次，酒、水各半调服；另取药粉适量，加酒调匀蒸热敷患处。②小芸木根15 g，钩藤根10 g，四块瓦、土细辛（尾花细辛）根、水田七、乌头各6 g，白花丹根3 g。用75%的酒精500 ml浸泡30日后用，取药酒擦患处，忌内服。

2. 扭伤，挫伤：小芸木根、千斤拔根（或大叶千斤拔根）、岭南花椒根（或竹叶花椒根）、算盘子根各15 g，水煎服；另取鲜小芸木根皮4份，鲜桃树根皮2份，鲜鹅不食草、鲜岭南花椒叶（或竹叶花椒叶）、鲜韭菜根各1份，共捣烂，敷患处，每日换药1次。

小蜡树叶（冬青叶）

►**来源** 木犀科植物小蜡树 *Ligustrum sinense* Lour. 的叶。

►**形态** 常绿灌木。嫩枝圆柱形，有柔毛，老枝近无毛。单叶对生；叶片纸质，卵形或椭圆状卵形，长2~7 cm，宽1~3 cm，边缘全缘，两面均有疏短柔毛或近无毛或仅中脉有毛；叶柄有毛。花白色；圆锥花序生于枝顶或叶腋；花序轴有柔毛或近无毛；花冠4裂；雄蕊2枚。果实近球形，不弯曲，直径5~8 mm。花、果期3~12月。

►**生境分布** 生于山谷、山坡、溪边、路边、林边、疏林中或栽培。分布于我国江苏、浙江、江西、安徽、福建、台湾、湖北、湖南、广东、广西、海南、四川、贵州、云南等省（区）；越南、马来西亚也有分布。

►**采收加工** 全年可采，一般鲜用。用时洗净。

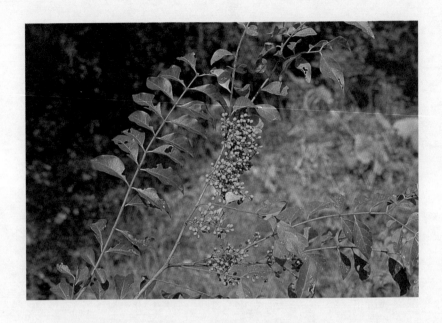

▶**性味功效**　苦、涩，寒。清热解毒，消肿止痛。

▶**用量**　15～30 g。

▶**验方**　1. 跌打扭伤：①鲜小蜡树叶、鲜榕树叶、鲜酢浆草各适量。共捣烂，加酒炒热敷患处。②鲜小蜡树叶、鲜酢浆草、鲜连钱草各等量。共捣烂，加酒炒热敷患处。

2. 跌打肿痛：①鲜小蜡树叶适量。捣烂，加酸醋适量调匀敷患处。②鲜小蜡树嫩叶、鲜鹅不食草各适量。捣烂，敷患处，每日1～2次。③鲜小蜡树叶适量。捣烂，加酒少许，炒热敷患处，每日1次。

3. 跌打损伤：鲜小蜡树叶、鲜韭菜鳞茎、鲜鹅不食草、鲜墨旱莲各适量。共捣烂，加酒适量调匀敷患处，每日2次。

4. 关节扭伤：鲜小蜡树叶、生姜、鲜墨旱莲、鲜鹅不食草各等量。共捣烂，加酒适量调匀，敷患处，每日1次。

小叶买麻藤（麻骨风、接骨藤）

▶**来源**　买麻藤科植物小叶买麻藤 *Gnetum parvifolium*（Warb.）C. Y. Cheng ex Chun 的藤茎。

▶**形态**　木质大藤本。茎节膨大，老藤外皮暗褐色或黑褐色，切断面有5层黑色圆圈，花纹呈蜘蛛网状，有多数放射状排列小孔；嫩枝无毛。单叶对生；叶片椭圆形、窄椭圆形或倒卵形，长4～10 cm，宽约2.5 cm，边缘全缘，两面均无毛，叶脉羽状；叶柄长0.5～1 cm。球花单性，雌雄异株；穗状，组成顶生或腋生聚伞花序；球花穗的环状总苞在花开时不开展，而是直立紧闭或多少外展；雄球花序短小，长1～2 cm，不分枝或一次分枝；每轮总苞内有雄花40～70朵；雌球花序侧生于老枝上，每轮总苞内有雌花3～5朵。成熟种子黑棕色，窄长椭圆形，长2 cm以下，直径约1 cm，表面无毛，无柄或几乎无柄；种皮内的毛有毒。花、果期4～11月。

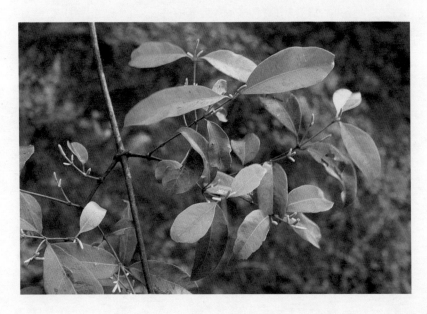

▶**生境分布**　生于山谷、山坡林下、林边、沟边或丛林中，常缠绕于树上。分布于江西、福建、湖南、广西等省（区）。

▶**采收加工**　全年可采，趁鲜切片，鲜用或晒干。用时洗净，切碎。

▶**性味功效**　苦，微温。活血散瘀，消肿止痛，续筋骨，祛风湿。

▶**用量**　10～30 g。

▶**禁忌**　孕妇忌服。

▶**验方**　1. 跌打损伤：①小叶买麻藤、朱砂根各10 g，骨碎补15 g，水泽兰6 g。水煎，冲米酒适量服。②小叶买麻藤、簇花清风藤全株各100 g。共用米酒1 kg浸泡15日后用，每次服15～30 ml，每日服2次；同时用药酒擦患处，每日3～4次。

2. 骨折：①鲜小叶买麻藤（或嫩茎叶）适量。捣烂，加酒炒热，骨折复位后，热敷患处，包扎固定，每日换药1次。②鲜小叶买麻藤茎皮或根皮2份，鲜黑老虎根皮或茎皮1份。共捣烂，加米酒调匀，骨折复位固定后敷患处。如开放性骨折，复位缝合后，用消毒纱布包药敷患处，15小时后除药，停1小时后，再换上述新药敷15小时，如此换药6日，以后每隔3日换药1次。③鲜小叶买麻藤、鲜南五味子根皮、鲜簇花清风藤藤茎、鲜黑老虎根皮各30 g，鲜红杜仲、鲜肿节风根、鲜光叶海桐根各15 g。共捣烂，加酒少许炒热，再加酒1 kg煮沸，药酒与药渣分开，骨折复位后，药渣敷患处，并常用药酒滴入保持湿润，约敷12小时后取下药渣，药酒内服，每次服15 ml，每日服3次。

▶**附注**　《广西中药材标准》第二册收载的"买麻藤"，其原植物包括买麻藤和小叶买麻藤两种。

飞龙掌血（见血飞、藤散血丹）

▶**来源**　芸香科植物飞龙掌血 *Toddalia asiatica*（L.）Lam. 的根皮或根。

▶**形态**　藤状灌木。根皮淡黄色，刮去表皮即显红色，切断面黄

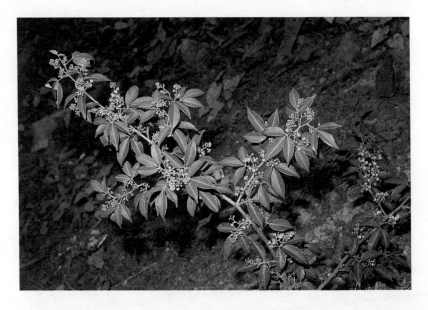

色。嫩枝有毛，茎枝、叶柄和叶下面中脉有下弯的钩刺，老茎有较厚的木栓层。叶互生，指状3小叶；小叶片卵形、倒卵形、椭圆形或倒卵状椭圆形，长5～8 cm，宽2～2.5 cm，先端尖，基部狭，边缘有锯齿，对光可见密布的油点，揉之有香气；叶柄长2～4 cm。花淡黄色或黄色，单性；雄花序为伞房状圆锥花序；雌花序为聚伞圆锥花序，生于叶腋或枝顶；花瓣4～5片；雄蕊4～5枚。果实圆球形，成熟时橙黄色或朱红色，直径约6 mm，果皮有油腺点，味甜带麻辣。花、果期冬、春季。

▶**生境分布**　生于山坡林边、沟边、路边或灌丛中。分布于陕西、甘肃、河南、山东、江苏、浙江、江西、安徽、福建、台湾、湖北、湖南、广东、广西、海南、四川、云南、贵州等省（区）。

▶**采收加工**　全年可采，趁鲜剥取根皮或切片，鲜用或晒干。用时洗净，切碎。

▶**性味功效**　辛、苦，温；有小毒。祛风止痛，散瘀消肿，止血。

▶**用量**　10～15 g。

▶**禁忌**　孕妇忌服。

▶验方 1.跌打肿痛:①飞龙掌血根、少花海桐根(或光叶海桐根)、鹰不扑根、两面针根、胡枝子根各60 g。用米三花酒1.5 kg浸泡30日后用,每次服15～30 ml,每日服1次,并用药酒擦患处。②飞龙掌血根、竹叶花椒根、还魂草(卷柏或垫状卷柏的全草)各30 g,重楼(七叶一枝花根状茎)25 g,徐长卿根及根茎20 g。共用75%酒精500 ml浸泡10日后用,取药酒擦患处,每日2～3次。

2.跌打损伤:①鲜飞龙掌血根皮、鲜连钱草、鲜酢浆草、鲜走马风(接骨草的全株,陆英,又名接骨草)、鲜留兰香、鲜笔管草、鲜韭菜根各适量,活螃蟹2只。先将创面消毒清创缝合后,将上药捣烂,敷患处,每日或每2日换药1次。②飞龙掌血根1750 g,苏木50 g。切碎,共用50%酒精3500 ml浸泡15日后用,取药酒擦患处。③飞龙掌血根皮、牛膝各10 g,月季花根6 g。水煎服,米酒为引。如头部损伤,加羌活、藁本各6 g。

五 加 皮

▶来源 五加科植物细柱五加 *Acanthopanax gracilistylus* W. W. Smith 的根皮。

▶形态 灌木。根皮黄褐色。枝蔓生状,无毛,节上通常有锐刺,生于叶柄之下。叶互生,在短枝上簇生,掌状复叶,有小叶5片,少有3～4片;小叶片倒卵形或倒披针形,长3～8 cm,宽1～3.5 cm,先端尖,基部狭,边缘有锯齿,两面无毛或沿脉疏生刚毛,下面脉腋有簇毛;叶柄无毛,有锐刺。花黄绿色;伞形花序单个,少有2个,生于叶腋或短枝顶端;花瓣5片;雄蕊5枚;子房2室;花柱2枚,离生或基部合生。果实扁球形,直径约6 mm,成熟时蓝黑色。花、果期4～10月。

▶生境分布 生于山坡、山谷、沟边、路边、林边、灌木丛中。分布于陕西、甘肃、山西、河南、山东、江苏、浙江、江西、安徽、福建、湖北、湖南、广西、四川、贵州、云南等省（区）。

▶**采收加工** 夏、秋季采，趁鲜剥取根皮，鲜用或晒干。用时洗净，切碎。

▶**性味功效** 辛、苦，温。祛风湿，强筋骨，补肝肾，散瘀止痛。

▶**用量** 5～10 g。

▶**验方** 1. 跌打肿痛：五加皮、石南藤、横经席（薄叶胡桐的根）。南五味子根各30 g，红杜仲15 g。共浸米酒过药面，浸15日可用，每次服15～30 ml，每日2次。

2. 跌打损伤：五加皮15～30 g。酒、水各半煎服。

3. 骨折：①鲜五加皮、鲜骨碎补、鲜续断、鲜朱砂根各适量。骨折复位后，将上药共捣烂，敷患处。②五加皮、红花倒水莲（紫葳的根或叶）、肿节风根、杉木二层皮各适量，研细粉，与公鸡翅、脚各1对共捣烂，加三花酒炒热，骨折复位后，敷患处，每日将敷的药解下，加三花酒炒热再敷，5～7日后，另换跌打草药（鹅不食草、韭菜根、酢浆草、山桔叶、侧柏叶各等量，均用鲜品）共捣烂，敷患处

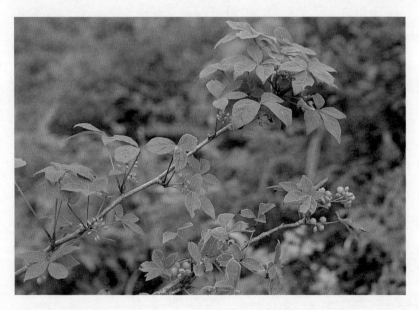

至肿痛消失。③五加皮120 g，榕树须60 g，生酒糟250 g，小雄鸡1只（重约300 g）。骨折复位后，将上药共捣烂，敷患处2～4小时后取出，患处用65%酒精洗净，然后取杉木炭和黄糖各120 g调成膏状（先将黄糖煮溶后加入杉木炭粉调匀）敷患处；同时取木香15 g，骨碎补、鸭脚艾、续断、自然铜各10 g，牛膝6 g，水煎成1碗冲米酒顿服。

4. 跌打老伤发痛：鲜五加皮30 g。切碎，用童子尿夜间浸渍，白日取出太阳晒7日，再用陈酒夜间浸渍，白天取出晒3日，然后取小雄鸡1只（去头、足、翅及内脏），加水同五加皮炖，食汤及鸡肉；同时取鲜五加皮适量，加水、酒、盐少量，捣烂，敷患处。

五味藤根（五味藤、丢了棒）

▶**来源**　远志科植物蝉翼藤 *Securidaca inappendiculata* Hassk. 的根皮或根。

▶**形态**　藤状灌木。根圆柱形，表面灰白色或土黄色，有瘤状突起，切断面有无数小孔；根皮厚2～10 mm，内面浅黄色，富含纤维。嫩枝有紧贴柔毛。单叶互生；叶片长圆形或倒卵状长圆形，长5～12 cm，宽2.5～5.5 cm，顶端急尖，边缘全缘，上面无毛，下面有紧贴白色短柔毛，干后下面灰绿色；叶柄有短柔毛。花玫瑰红色，长约7 mm；圆锥花序生于枝顶或叶腋，有短柔毛；花瓣3片，中间1片龙骨瓣近圆形，顶端有鸡冠状突起；雄蕊8枚，花丝中部以下合生。翅果扁球形，直径约1 cm，翅近长圆形，长7～8 cm，宽1.5～2 cm，向下急渐狭成柄状。种子卵形。花、果期5～6月。

▶**生境分布**　生于山坡、山脚林中、林边。分布于我国广东、广西、海南、云南等省（区）；越南、印度、缅甸、印度尼西亚、马来西亚也有分布。

▶**采收加工**　全年可采，趁鲜剥取根皮或切片，鲜用或晒干。用时洗净，切碎。

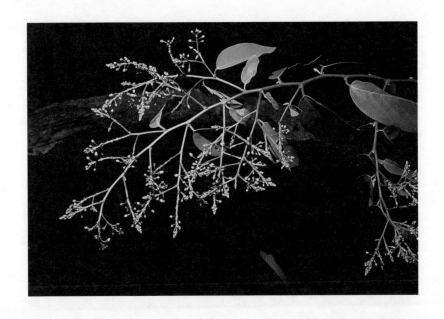

▶**性味功效**　苦、甘、辛、酸、咸，微寒；有小毒。活血化瘀，消肿止痛，祛风湿。

▶**用量**　6～10 g。

▶**禁忌**　孕妇禁服，久病体弱者忌服。

▶**验方**　1. 跌打损伤：五味藤根、肿节风根、水泽兰、滇白珠根各30 g，黑老虎根、竹叶花椒根（或岭南花椒根）各15 g，樟脑3 g，米酒1.5 kg。共浸泡30日后用，每次15 ml，每日服2次，并擦患处。

2. 骨折：鲜五味藤根皮或茎皮、鲜大驳骨叶、鲜小驳骨叶、鲜宽筋藤叶（中华青牛胆的叶）、鲜鹅不食草、鲜一箭球、鲜水泽兰各适量。共捣烂，骨折复位后，加酒炒热敷患处，每日换药1次。开放性骨折应先用消毒纱布盖患处，放适量五味藤根皮粉，然后再敷上药。

3. 扭伤：五味藤根皮10 g，鸡血藤20 g，米酒500 ml。共浸泡30日后用，每次15 ml，每日服1～2次，并外擦患处。

少花海桐根（满山香）

▶**来源**　海桐花科植物少花海桐 *Pittosporum pauciflorum* Hook. et Arn. 的根皮或根。

▶**形态**　常绿灌木。鲜根及枝折断有臭鱼腥味（俗称臭臊味，是本种与同属其他种的区别特征之一），根皮干后亦有香气。嫩枝无毛。单叶互生，有时呈假轮生状；叶片狭长圆形或狭倒披针形，长5～8 cm，宽1.5～2.5 cm，边缘全缘，嫩时下面有微毛，后变无毛；叶柄嫩时有微毛。花淡黄色，3～5朵生于叶腋，呈假伞形状；萼片5片，长4～5 cm，有微毛，边缘有睫毛；花瓣5片；雄蕊5枚；子房有毛，侧膜胎座3个，内有胚珠约18颗。蒴果椭圆形或卵形，长约1.2 cm，有疏毛，成熟时3片裂开，果片厚约1 mm，内有种子15粒。种子红色，长2～4 mm，有黏性。花、果期夏、秋季。

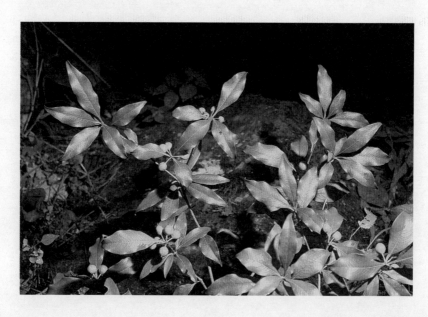

▶**生境分布** 生于山坡灌木丛中。分布于江西、广东、广西等省（区）。

▶**采收加工** 全年可采，趁鲜切片，鲜用或晒干。用时洗净。

▶**性味功效** 辛，温。行气止痛，消肿散瘀。

▶**用量** 10～15 g。

▶**验方** 1. 跌打肿痛：鲜少花海桐根皮、鲜五加皮、鲜虎刺木根皮、鲜鹅不食草、鲜天胡荽各30 g。共捣烂，加酒炒热敷患处。

2. 扭伤：鲜少花海桐根皮、鲜酢浆草、鲜鹅不食草、鲜姜黄各适量。共捣烂，加酒炒热敷患处。

3. 跌打损伤：①少花海桐根皮粉、南五味子根皮粉、两面针根皮粉、栀子根皮粉各等量。共拌匀，加酒炒热敷患处；若关节脱臼加活螃蟹数只，共捣烂，脱臼复位后敷患处。②少花海桐根皮粉、黑老虎根皮粉、乌药根皮粉各30 g，樟脑粉3 g。共拌匀，加酒炒热敷患处。③鲜少花海桐根皮（或根）、鲜破石珠、鲜山姜（箭秆风的根状茎）各适量。共捣烂，加酒炒热敷患处；同时取此3味药各等量，用米双酒共浸泡过药面，15日后用，每次服15 ml，每日2次。

毛杜仲藤（红杜仲、藤杜仲）

▶**来源** 夹竹桃科植物毛杜仲藤 *Urceola huaitingii*（Chun et Tsiang）D. J. Middleton 的根皮或老茎皮。

▶**形态** 木质藤本。鲜时折断有乳状汁液。嫩枝密生锈色柔毛。干燥的根皮和老茎皮折断有白色弹性的胶丝。单叶对生；叶片卵圆形或长圆状椭圆形，长3～8 cm，宽2～4 cm，边缘全缘，两面均密生锈色柔毛，扯断叶片有少量白色弹性胶丝；叶柄有毛；叶腋间及叶腋内有长约1 mm的少数钻形腺体，黑色。花黄绿色或黄白色；聚伞花序生于叶腋或枝顶；花冠外面有微毛，5裂；雄蕊5枚，内藏。果长6～7 cm，基部膨大，基部直径约2 cm，向顶端渐尖呈长喙状，外面有疏

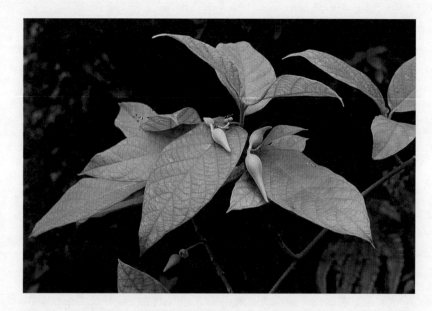

柔毛。种子略扁,有柔毛,顶端有长约3 cm的白色种毛。花、果期4～10月。

▶**生境分布** 生于山坡、山谷、路边、林边灌木丛中或树林中,常缠绕于树上。分布于广东、广西、海南、湖南、贵州等省(区)。

▶**采收加工** 全年可采,趁鲜剥取,鲜用或晒干。用时洗净,切丝或切碎。

▶**性味功效** 苦、涩、微辛,平;有小毒。祛风活络,壮腰膝,强筋骨,消肿止痛,镇静。

▶**用量** 6～10 g。

▶**验方** 1.扭伤:①毛杜仲藤30 g,千斤拔根、松树嫩叶各15 g,猪尾1条。水煲服或冲米酒少量服。②毛杜仲藤15 g,水煎服;另取鲜毛杜仲藤(或干品研细粉)适量,捣烂(或加酒调匀),敷患处。

2.骨折:①鲜毛杜仲藤、鲜大叶藤叶、鲜破石珠、鲜榕树叶、鲜大驳骨、鲜小驳骨、鲜汉桃叶、鲜鹅不食草、鲜墨旱莲各适量。共捣烂,骨折复位后,调洗米水拌匀,煨热敷患处,每日换药1次。②鲜毛杜仲藤、鲜五味藤根皮、鲜天胡荽各30 g，鲜朱砂根皮、花椒各15 g，鲜五加皮、鲜红花倒水莲根（紫葳的根）各60 g，鲜鸡脚2只。共捣烂，骨折复位后，加酒炒热敷患处。③鲜毛杜仲藤、鲜桃金娘叶、鲜小驳骨叶各适量，活鸡仔1只（去毛及内脏），糯米饭适量。共捣烂，加酒拌匀，骨折复位后，炒热敷患处。

▶附注 《广西中药材标准》1990年版所收载的"红杜仲"，其原植物包括毛杜仲藤、杜仲藤和红杜仲藤3种，但所用的学名为异名。

乌 药

▶来源 樟科植物乌药 *Lindera aggregata*（Sims）Kosterm. 的块根。

▶形态 常绿灌木。根有纺锤状或结节状膨胀，一般长3.5～8 cm，直径0.7～2.5 cm，外表淡紫红色，内部白色，有浓香气和刺激性清凉感。嫩枝密生淡黄色或金黄色柔毛，老枝变无毛。单叶互生；

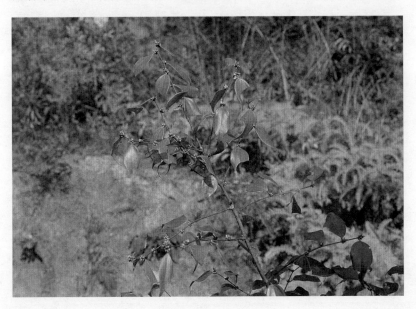

叶片宽椭圆形或卵形至近圆形，长2.5～5 cm，宽1.5～4 cm，嫩时下面密生淡黄色或金黄色柔毛，老时毛脱落成稀疏黑毛或残存黑毛片或全部脱落成无毛，边缘全缘，先端尾状渐尖，基部圆形。花小，淡黄色；伞形花序生于叶腋，无总梗；花被片6片；能育雄蕊9枚。果实球形，成熟时黑色。花、果期3～11月。

▶**生境分布**　生于山谷、山坡、路边、林边、疏林下、灌丛中。分布于我国浙江、江西、安徽、福建、台湾、湖南、广东、广西、海南等省（区）；越南、菲律宾也有分布。

▶**采收加工**　秋、冬季采，趁鲜切片，鲜用或晒干。用时洗净，切碎。

▶**性味功效**　辛，温。理气止痛，散瘀消肿，温肾，止血。

▶**用量**　3～10 g。

▶**禁忌**　孕妇忌服。

▶**验方**　1. 跌打肿痛：乌药、两面针根、朱砂根、黑头茶各15 g。水煎冲米酒适量服；或用上药根皮、叶各适量，共捣烂，加酒炒热敷患处。

2. 跌打损伤：①鲜乌药15 g。用开水磨汁，加入米酒适量调匀，炖温服。②乌药30 g，威灵仙茎、叶15 g。水煎服。

凤仙透骨草

▶**来源**　凤仙花科植物凤仙花 *Impatiens balsamina* L. 的全草。

▶**形态**　一年生直立草本。茎近肉质，无毛。单叶互生；叶片披针形，长4～10 cm，宽1～3 cm，先端尖，基部狭，边缘有锯齿，两面均无毛；叶柄长1～3 cm，无毛，两侧有数个腺体。花粉红色、红色、白色或紫色，单朵或数朵簇生于叶腋，密生短柔毛；萼片3片，中间有1片呈囊状突出；花瓣5片，不等大，或重瓣；雄蕊5枚，花药合生。蒴果纺锤形，密生柔毛，成熟时开裂，将种子弹出。种子近球形，黄褐色或黑色，表面有棕色小点。花、果期夏、秋季。

▶**生境分布**　栽培。我国各省（区）均有栽培。

▶**采收加工**　夏季采收，鲜用或晒干。用时洗净，切碎。

▶**性味功效**　苦、辛，平；有小毒。祛风湿，活血，止痛，消肿散瘀。

▶**用量**　6～12 g。

▶**禁忌**　孕妇忌用。

▶**验方**　1. 跌打损伤：①鲜凤仙透骨草30 g，水煎，调米酒适量服；同时取鲜凤仙透骨草适量捣烂，敷患处。②鲜凤仙透骨草捣汁1杯，黄酒适量冲服；同时取凤仙花种子（急性子）适量研粉，冷开水调敷患处。③鲜凤仙透骨草适量，捣烂，敷患处；或凤仙花的花适量，研细粉，用醋调匀敷患处。

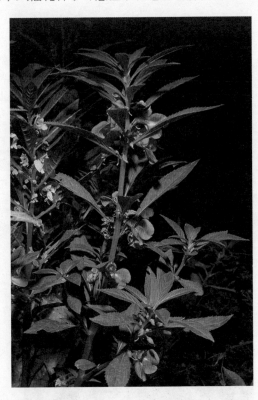

2. 扭伤：鲜凤仙透骨草、鲜桃树根皮、鲜韭菜根、鲜酢浆草各适量。共捣烂，加酒调匀敷患处，每日换药1次。

3. 跌打肿痛：鲜凤仙透骨草、鲜汉桃叶、鲜韭菜根、鲜鹅不食草各适量。共捣烂，加酒炒热敷患处。

4. 骨折疼痛：凤仙花主根10 g。加米酒适量磨汁服后则不知痛，然后将骨折复位固定，再用接骨药敷患处。

火 油 草

▶**来源** 菊科植物千头艾纳香 *Blumea lanceolaria*（Roxb.）Druce 的根或叶。

▶**形态** 多年生直立草本。新鲜全株揉之臭火油（煤油）气味。嫩枝密生短柔毛。单叶互生；叶片倒披针形、狭长圆状披针形或椭圆形，长15～30 cm，宽5～8 cm，上部的叶较小，长7～15 cm，宽1～2.5 cm，全部叶先端尖，基部狭，边缘均有锯齿，上面无毛，干后变黑色，通常有泡状小突起，下面无毛或有微柔毛。花黄色；头状花序直径6～10 mm，排列成圆锥花序生于枝顶；花序轴有柔毛；总苞圆柱形，外层总苞片卵状披针形，外面有短柔毛；全为管状花，外围的雌性，多数，花冠细管状，无毛；中央的两性，少数，花冠管有毛，5浅裂；雄蕊5枚，花药联合。瘦果圆柱形，有毛，顶端有长约8 mm的黄白色或黄褐色冠毛。花、果期4～10月。

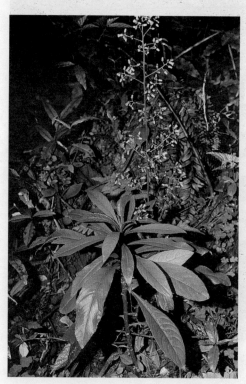

▶**生境分布** 生于山谷、沟边、林边、路边、草地。分布于我国台湾、广东、广西、海南、云南、贵州；中南半岛及

缅甸、泰国、印度、巴基斯坦、斯里兰卡、菲律宾、印度尼西亚也有分布。

▶**采收加工**　全年可采，鲜用或晒干。用时分别洗净，切碎。

▶**性味功效**　辛，平。消肿止痛，祛风除湿。

▶**用量**　15～30 g。

▶**禁忌**　孕妇忌服。

▶**验方**　1. 跌打肿痛：①鲜火油草根、鲜虎刺木根、鲜水泽兰根、鲜走马风（陆英）根各适量。共捣烂，加酒炒热敷患处。②鲜火油草叶、鲜五指毛桃根（裂掌榕根）、鲜水泽兰全草、鲜虎刺木根各适量。共捣烂，加酒炒热敷患处。

2. 扭伤：①鲜火油草叶、鲜鹅不食草、鲜大飞扬草、鲜小飞扬草（千根草）各等量。共捣烂，加75％酒精适量拌匀，敷患处。②鲜火油草叶、鲜汉桃叶、鲜榕树叶各150 g，鲜两面针根30 g。共捣烂，加酒炒热敷患处，每日2次。

心叶球兰叶（打不死、大叶石仙桃）

▶**来源**　萝藦科植物心叶球兰 *Hoya cordata* P. T. Li et S. Z. Huang 的叶。

▶**形态**　藤本。含乳状汁液。茎圆柱形，无毛。单叶对生；叶片肉质而厚，卵形或长卵形，长5～9 cm，宽4.5～5 cm，顶端急尖或钝，基部心形，边缘全缘，上面无毛，下面仅中脉有微柔毛，侧脉6～8对；叶柄长约5 mm，有短柔毛，顶端丛生3～5个小腺体。花白色，直径约1 cm；伞房状聚伞花序，单个生于叶腋，有花30～50朵；花序梗长1～1.5 cm；花梗长2.5～3 cm；花萼5裂，裂片披针形，长约2 mm，外面有短柔毛，内面无毛；花冠辐状，两面均有微柔毛，5裂，裂片三角形，长约2.5 mm，镊合状排列，顶端钝；副花冠为5片肉质的鳞片，呈五角星形展开，外角急尖；雄蕊5枚，与雌蕊黏合成合蕊柱。果线形，无毛。种子顶端有白色种毛。花、果期5~8月。

▶**生境分布** 生于石灰岩山的山坡、山脚林下岩壁上。分布于广西。

▶**采收加工** 全年可采，鲜用或晒干。用时洗净，切碎。

▶**性味功效** 微苦，寒。消肿止痛，清热，凉血。

▶**用量** 10~15 g。

▶**验方** 1. 跌打肿痛：①鲜心叶球兰叶适量。捣烂，加酒炒热敷患处。②鲜心叶球兰叶、鲜汉桃叶、鲜水泽兰各等量。共捣烂，加酒炒热敷或擦患处。③鲜心叶球兰叶、鲜田字草（苹）各适量。共捣烂，敷患处。

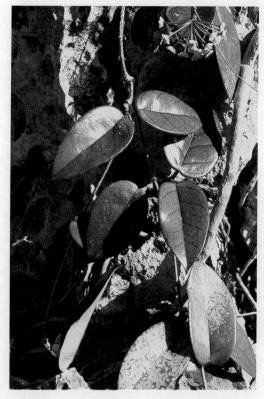

2. 扭伤：鲜心叶球兰叶、鲜四块瓦、鲜小驳骨叶、鲜了哥王叶、鲜水田七、鲜大叶紫珠叶各适量。共捣烂，加酒及酒糟炒热敷患处。

3. 闭合性骨折：鲜心叶球兰叶3份，榕树叶、小驳骨叶、大驳骨叶各2份，宽筋藤（中华青牛胆）1份。共捣烂，骨折复位并用夹板固定后，加米酒调匀敷患处，早、晚换药。

4. 脱臼：鲜心叶球兰叶、鲜九里香叶（或广西九里香叶）、鲜酢浆草（或红花酢浆草）、鲜水蕉叶（或罗裙带叶）各适量。共捣烂，先复位固定，加酒炒热敷患处，每日1次。

水 泽 兰（泽兰、红泽兰）

▶**来源**　菊科植物佩兰 *Eupatorium fortunei* Turcz. 的地上部分或全株。

▶**形态**　多年生直立草本。全株揉之有香气。茎通常淡紫红色，嫩时有短柔毛。单叶对生，两面均无毛无腺点，或下面有疏毛，通常3深裂，中裂片较大，长圆状披针形或倒披针形，长5～10 cm，宽1.5～2.5 cm，先端尖，基部狭，边缘有锯齿，叶脉羽状，侧裂片较小，或全部茎叶不裂。花淡紫红色；头状花序钟状，多个排成伞房花序生于枝顶；总苞长6～8 mm，全部总苞片紫红色，无毛无腺点，顶端钝；全为管状花，花冠管5齿裂；雄蕊5枚，花药联合。瘦果圆柱形，无毛无

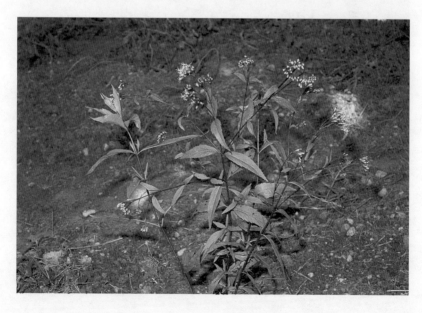

腺点，顶端有白色或淡红色冠毛。花、果期7～11月。

▶**生境分布**　生于河边、沟边、路边湿润处、灌丛中或栽培。分布于我国陕西、山东、江苏、浙江、江西、安徽、湖北、湖南、广东、广西、海南、四川、贵州、云南等省（区）；朝鲜、日本也有分布。

▶**采收加工**　夏、秋季采，鲜用或晒干。用时洗净，切碎。

▶**性味功效**　苦、辛，微温。行血散瘀，疏肝解郁。

▶**用量**　5～10 g。

▶**禁忌**　孕妇忌服。

▶**验方**　1. 跌打肿痛：鲜水泽兰、鲜榕树叶各适量。共捣烂，加酒炒热敷患处。

2. 跌打损伤：①鲜水泽兰、鲜地耳草各150 g，鲜小蜡树叶200 g，鲜鹅不食草100 g。共捣烂，敷患处。②水泽兰、地耳草、羊耳菊根、大风艾叶各200 g，两面针根、假蒌各130 g，走马胎60 g。共研细粉，炼蜜为丸，每丸重6 g，每次服1～2丸，每日服2次，用米酒或温开水送服。③水泽兰根20 g。水煎，冲甜酒适量服；同时取鲜水泽兰叶适量，捣烂，敷患处。④水泽兰、南天竹根各30 g。共用米酒500 ml浸渍10日后用，每次服15～30 ml，每日服2次。⑤鲜水泽兰120 g，鲜状元红210 g，鲜苦胆草（紫背金盘）150 g，鲜鹅不食草100 g。共捣烂，加酒炒热敷患处。

3. 骨折：①鲜水泽兰30 g，鲜大驳骨、鲜小驳骨各50 g，鲜姜黄15 g，鲜连钱草10 g，活螃蟹5只。共捣烂，加酒糟适量调匀炒热，骨折复位后，敷患处，每3日敷1次。②鲜水泽兰、鲜米念芭叶、鲜石油菜全草、鲜小驳骨各等量。共捣烂，加米醋适量调匀，骨折复位后，敷患处，每3日敷1次。

4. 扭挫伤：鲜水泽兰、鲜姜三七、鲜香附、鲜连钱草各等量。共捣烂，敷患处。

水 蕉 叶 （郁蕉叶、引水蕉叶）

▶**来源** 百合科（或石蒜科）植物水鬼蕉 *Hymenocallis littoralis*（Jacq.）Salisb. 的叶。

▶**形态** 多年生大型草本。地下鳞茎球形，直径5～8 cm，肉质。叶多数，10～20片聚生，无柄；叶片剑形，长45～75 cm，宽2.5～6 cm，边缘全缘，两面均无毛，稍带肉质。花白色；数朵排成伞形花序生于花茎顶端，花茎实心，扁平，长30～80 cm；花序下承托有卵状披针形的总苞片，长5～8 cm；花被管圆筒状，上部扩大，6裂，裂片狭，相等而扩展；雄蕊6枚，着生于花被管喉部，花丝基部合生成一钟形杯状休，长约2.5 cm，边缘有齿，花丝上部分离，分离部分长3～5 cm，花药"丁"字形着生；子房下位，3室，每室通常有胚珠2颗。蒴果扁球形，稍带肉质。花、果期夏、秋季。

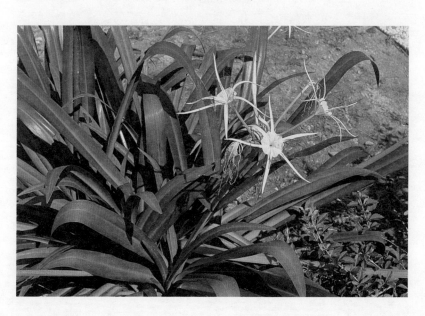

▶**生境分布** 栽培植物。我国福建、台湾、广东、广西、海南、云南等省（区）有栽培；原产于美洲。

▶**采收加工** 全年可采，鲜用。用时洗净，切碎。

▶**性味功效** 辛，温；有小毒。舒筋活血，消肿止痛，散瘀。

▶**用量** 10～15 g。

▶**验方** 1. 跌打损伤：鲜水蕉叶适量。捣烂，加酒少许炒热敷患处。

2. 跌打肿痛：①鲜水蕉叶1～2片，用针刺数小孔，放入热米汤内烫软，缠裹患处。②鲜水蕉叶适量。捣烂，加酒适量调匀，炒热敷患处。

3. 闭合性骨折，扭挫伤（软组织损伤）：鲜水蕉叶、鲜一点红、鲜穿破石根皮、鲜黑面神（鬼画符）叶、鲜了哥王叶、鲜鸭脚艾全草各适量，活小雄鸡1只（去内脏），面粉少许。共捣烂，骨折复位后，敷患处。2～3日后换药，可单用上述草药共捣烂，再敷患处，不再用小雄鸡。另外，用于治疗扭挫伤时也不用小雄鸡。

4. 扭伤：鲜水蕉叶、鲜九里香叶、鲜鹅不食草各适量。共捣烂，加酒炒热敷患处。

古钩藤根

▶**来源** 萝藦科植物古钩藤 *Cryptolepis buchananii* Roem. et Schult. 的根。

▶**形态** 木质藤本。新鲜枝叶折断有丰富的白色汁液。根圆柱形，鲜时折断也有丰富的白色汁液。嫩枝无毛，老藤茎表面黑褐色，有瘤状突起。单叶对生；叶片长圆形或椭圆形，长10～18 cm，宽4.5～7.5 cm，顶端圆形有短小尖头，基部阔楔形，边缘全缘，两面均无毛，下面苍白色，侧脉每边约30条。花黄白色或黄色；聚伞花序生于叶腋，比叶片短；花冠圆筒状，5裂，裂片无毛；副花冠裂片5片，着生

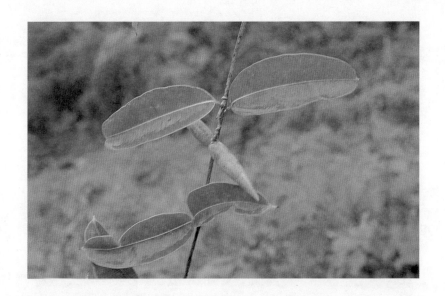

于花冠喉部之下；雄蕊5枚，离生，腹部黏生在柱头基部。果双生，叉开成直线，长圆形，长6.5～8 cm，直径1～2 cm，无毛。种子顶端有长约3.5 cm的白色种毛。花、果期3～12月。

▶**生境分布**　生于向阳山坡、山脚、沟边、林边、疏林中。分布于我国广东、广西、海南、贵州、云南等省（区）；越南、缅甸、印度、斯里兰卡也有分布。

▶**采收加工**　全年可采，趁鲜切片，鲜用或晒干。用时洗净，切碎。

▶**性味功效**　涩、微苦，寒；有毒。散瘀止痛，止血，接骨。

▶**用量**　只作外用。外用适量。

▶**禁忌**　孕妇慎用。

▶**验方**　1. 开放性骨折：①鲜古钩藤根、鲜鹅不食草、鲜地胆草（草鞋根的全草）、鲜麻风树叶和树皮、鲜了哥王叶和根皮、鲜假花生叶各30 g，鲜玉叶金花嫩枝叶120 g，鲜东风草嫩枝叶60 g。共捣烂，将患处清创及整复后，敷患处。②鲜古钩藤根、鲜鹅不食草、鲜麻风树树皮、鲜地胆草、鲜小驳骨各等量。共捣烂，将患处清创整复后，敷患处。

2. 闭合性骨折、扭伤：鲜古钩藤根、鲜水泽兰、鲜大驳骨叶、鲜小驳骨叶、鲜一箭球、鲜鹅不食草、鲜宽筋藤叶（中华青牛胆的叶）各适量。共捣烂，加三花酒或米双酒炒热敷患处，每日换药1次。用于骨折的应先复位固定后再敷药。

石 油 菜（石芹菜）

▶来源　荨麻科植物波缘冷水花 *Pilea cavaleriei* Levl. 的全草。

▶形态　多年生直立草本，高25～40 cm。茎肉质，绿色，无毛，直径约5 mm，节处收缩，节间稍膨大。叶生于分枝上，单叶对生，同对的叶片常不等大；叶片肉质，宽卵形、菱状卵形或近圆形，长8～20 mm，宽6～18 mm，先端钝或近圆形，边缘全缘或有钝圆齿，两面密布钟乳体，无毛；叶柄长5～20 mm；托叶三角形，长约1 mm，宿

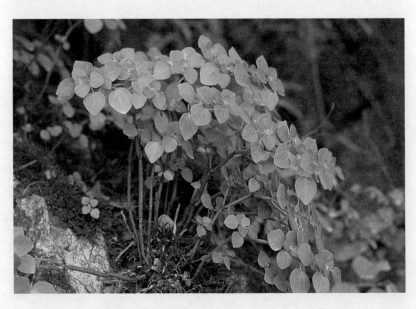

存。花小，淡绿色；雌雄同株；聚伞花序常密集呈近头状，生于叶腋内；雄花序长1～2 cm；雄花花被片4片，外面近先端有短角状突起；雄蕊4枚；雌花花被片3片，不等大；子房卵形。果实扁卵形，长约0.7 mm。花、果期9～11月。

▶**生境分布**　生于空旷的石灰岩山的石缝中、石壁上或山坡林边石缝中，常成丛生长。分布于浙江、江西、福建、湖北、湖南、广东、广西、四川、贵州等省（区）。

▶**采收加工**　全年可采，鲜用或沸水略烫后晒干。用时洗净，切碎。

▶**性味功效**　淡，凉。消肿止痛，接骨续损，化痰止咳，解毒，利尿。

▶**用量**　10～15 g；全棵鲜用30～60 g。

▶**验方**　1. 跌打内伤：鲜石油菜100 g。捣烂，加米酒100 ml，煮沸后冲童子尿或白糖适量服，药渣敷患处。

2. 跌打瘀肿、筋损骨折：鲜石油菜、鲜泽兰或水泽兰、鲜榕树叶各0.5份，鲜大驳骨叶、鲜小驳骨叶、鲜汉桃叶各1份，鲜南方荚蒾叶2份。捣烂，加酒炒热敷患处（骨折者应先复位固定），每1～2日换药1次。

3. 骨折：①鲜石油菜适量捣烂，或石油菜研细粉适量，加95%酒精适量调匀，骨折复位后，敷患处，每日换药1次，3日后改为隔日换药1次。②鲜石油菜、鲜小驳骨叶、鲜水泽兰各等量。共捣烂，加米醋适量调匀，骨折复位后，敷患处，每3日换药1次。③鲜石油菜、鲜走马风（陆英）叶各1份，鲜五加皮根皮2份，鲜黑血藤3份。共捣烂，加米酒适量搅拌，取汁内服；骨折复位后，药渣蒸热敷患处，第1次敷24小时，以后每日敷8小时。

龙 血 竭

▶**来源**　龙舌兰科（或百合科）植物剑叶龙血树 *Dracaena cochin-chinensis*（Lour.）S. C. Chen的含脂木材经提取得到的树脂。

▶**形态**　常绿灌木或乔木状，高4～10 m。茎木质，有细纵裂纹；嫩枝有明显的环状叶柄痕。叶基部和茎、枝顶端常带红棕色，受伤处常溢出少量红棕色液汁。单叶，聚生于茎或枝的顶端，互相套叠；叶片扁平，剑形或带形，长50～100 cm，宽2～5 cm，边缘全缘，两面均无毛，叶脉纵向直出，先端渐尖，基部扩大抱茎；无柄。花乳白色；圆锥花序生于枝顶，长40 cm以上；花序轴有乳突状短柔毛，幼嫩时更明显；花被片6片，下部合生成管状；雄蕊6枚，花丝扁平，近条形，有红棕色疣点。果实球形，直径约1 cm，成熟时红色。花、果期3～8月。

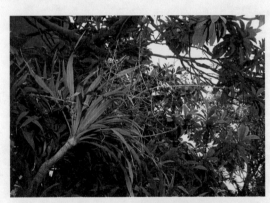

▶**生境分布**　生于石灰岩山的山坡、山谷，耐旱。分布于我国广西、云南等省（区）；越南、老挝也有分布。

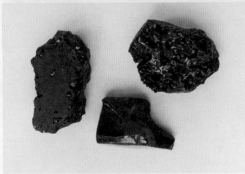

▶**采收加工**　全

年可采，取含脂木材，用乙醇和乙醚进行提取，得到的红色树脂即为龙血竭。龙血竭呈不规则块片，红棕色或黑棕色，有光泽，有的附有少量红棕色粉末。嚼之有炭粒感且微黏齿。

▶**性味功效** 甘、辛、咸，温。活血散瘀，消肿止痛，收敛止血。

▶**用量** 3～6 g。

▶**禁忌** 孕妇忌服。

▶**验方** 1. 跌打损伤，瘀血凝积疼痛：龙血竭（或血竭）、乳香、没药、红花、朱砂、冰片各6 g，儿茶10 g，麝香0.6 g。共研细粉，每次服1.5 g，每日服2次，用黄酒冲服或温开水冲服。

2. 骨折、筋络扭伤：龙血竭（或血竭）、骨碎补、硼砂、乳香、没药、自然铜、土鳖（土鳖虫）、续断、大黄、当归各30 g。共研细粉，加蜜糖调匀敷患处。骨折者应先复位固定后再敷药。

3. 骨折：龙血竭（或血竭）、硼砂、白及各40 g，五加皮、自然铜、茜草、防风、羌活、皂角、荆芥、续断、独活各30 g，乳香、没药、肉桂各12 g。共研细粉，加蜜糖调匀，骨折复位后，敷患处。

4. 跌打内伤骨折，跌打昏迷不醒：龙血竭（或血竭）、骨碎补、土鳖虫、硼砂、归尾、自然铜、木鳖子（去壳）各10 g，乳香、没药、红花各5 g。共研细粉，每次服3～10 g，每日服2次，用米酒冲服。急则不用研粉，上药用水煎，冲米酒适量服。骨折者服药前先复位固定，并用药渣敷患处。

四 块 瓦（四叶对、四大金刚）

▶**来源** 金粟兰科植物及己 *Chloranthus serratus*（Thunb.）Roem. et Schult. 的全草。

▶**形态** 多年生直立草本，高15～50 cm。根状茎粗短横生，直径约3 mm，须根多数，土黄色。茎圆柱形，自根状茎生出，无毛，节明

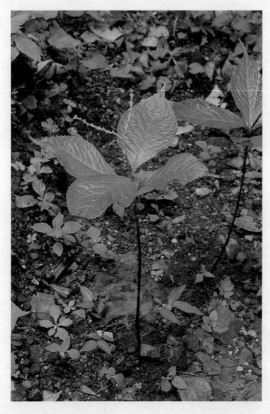

显。单叶对生，4～6片交互对生于茎上部；叶片椭圆形或卵状披针形至倒卵状披针形，长7～15 cm，宽3～6 cm，先端渐尖，基部狭，两面均无毛，边缘有锐而密的锯齿；叶柄长1～1.5 cm，无毛。花黄白色；穗状花序直立，生于枝顶，单一或有2～3枝分枝；花被缺；雄蕊3枚；药隔下部合生，中央的药隔有一个2室的花药，两侧的药隔各有一个1室的花药；药隔长圆形，3药隔相抱，中央的药隔向内弯，与两侧的药隔近等长，长2～3 mm；药室在药隔中部或中部以上。果实阔卵形。花、果期4～8月。

▶**生境分布** 生于山坡、山谷林下阴湿处、草丛中。分布于我国江苏、浙江、江西、安徽、福建、湖北、湖南、广东、广西、海南、贵州、四川等省（区）；日本也有分布。

▶**采收加工** 夏、秋季采，鲜用或晒干。用时洗净，切碎。

▶**性味功效** 苦，平；有毒。散瘀活血，消肿止痛，抗菌消炎。

▶**用量** 3～6 g。

▶**禁忌** 本品有毒，内服慎用，不宜长期服用；内服过量会中毒，甚至死亡；对开放性骨折不作外敷应用，以防大量吸收中毒。

▶**验方** 1. 跌打肿痛：①四块瓦6 g。水煎，冲米酒少量服；另取鲜四块瓦适量，捣烂，敷患处。②四块瓦根状茎适量，放入尿中浸3日3夜，取出洗净，加鲜韭菜根适量，共捣烂，敷患处。

2. 闭合性骨折：鲜四块瓦全草（或根状茎）适量。捣烂，骨折复位后，敷患处，用杉树皮或黄柏树皮（黄柏皮）包扎固定。

3. 跌伤、扭伤、骨折（闭合性骨折）：鲜四块瓦根状茎（或全草）适量。加食盐少许捣烂，烘热，敷患处（骨折的应先复位再敷药）；另取四块瓦根状茎1 g，水煎，冲黄酒适量服。

汉 桃 叶（七叶莲、广西鹅掌柴）

▶**来源** 五加科植物白花鹅掌柴 *Schefflera leucantha* Vig. 的全株或带叶茎枝。

▶**形态** 常绿灌木，有时攀缘状，高约2 m。嫩枝无毛。叶互生，掌状复叶，通常有小叶5～7片；小叶片披针形或椭圆状披针形，长5～10 cm，宽1.5～3 cm，先端渐尖，渐尖长1 cm以下，边缘全缘，两面均无毛；叶柄长4～8 cm；小叶柄长0.5～2.5 cm，幼时均有短柔毛，很快变无毛。花淡黄色；圆锥花序生于枝顶，长约12 cm；花梗长约2 mm，无毛；花瓣5片；雄蕊5枚；子房5室；无花柱，柱头5，直接生于子房上。果实卵球形，无毛，直径约5 mm，成熟时橙黄色，干后有5棱。花、果期夏、秋季。

▶**生境分布** 生于石灰岩山山脚或山坡灌丛中或疏林下。分布于我国广东、广西等省（区）；越南也有分布。

▶**采收加工** 全年可采，切段，鲜用或晒干。用时洗净，切碎。

▶**性味功效** 微苦、涩，温。祛风湿，治跌打，镇静，止痛。

▶**用量** 15～30 g。

▶**禁忌** 孕妇慎服。

▶**验方** 1. 跌打损伤：①鲜汉桃叶、鲜透骨香（滇白珠全株或

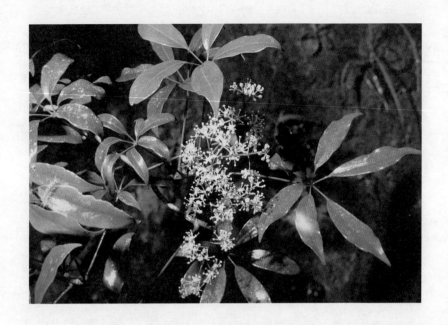

根）、鲜半边旗各适量。共捣烂，加酒炒热敷患处。②鲜汉桃叶、酒糟各适量。捣烂，用鲜芭蕉叶包好煨暖，敷患处。

2. 跌打内伤，瘀血肿痛：汉桃叶、栀子根、鹅不食草、香附、透骨香（滇白珠全株或根）、藕节各150 g，骨碎补100 g，穿心草60 g。共研细粉，炼蜜为丸，每丸重15 g，每次服1丸，每日服2次，用开水或米酒送服。孕妇忌服。

3. 扭伤：①鲜汉桃叶、鲜鹅不食草各适量。共捣烂，加酒炒热敷患处。②鲜汉桃叶250 g，鲜榕树须、鲜无根藤各120 g，鲜两面针根30 g。共捣烂，加酒炒热敷患处，每日2次。

4. 骨折：①鲜汉桃叶、鲜大驳骨、鲜小驳骨、鲜榕树叶（或鲜榕树须）、鲜鸭脚木根皮、鲜香蓼（香辣蓼）、鲜苎麻根、鲜无根藤各适量。共捣烂，加酒调匀，用新鲜树叶包好，煨热敷患处，连续使用。敷药前必须先将受伤部位复位，加夹板固定。每日换药前必须用汉桃叶、榕树叶、救必应（铁冬青）各适量水煎洗1次，以促进受伤组织恢复。②鲜汉桃叶、鲜小驳骨、鲜榕树叶、鲜红穿破石叶（翼核果叶）、生栀子、鲜落地生根叶、鲜苦楝嫩叶、鲜黑面神（鬼画符）叶、鲜假花生叶、鲜鸡爪风叶（假鹰爪叶）各适量。共捣烂，骨折复位后，加酒炒热敷患处，每日敷1次，连敷9日后再取上药煎水洗10日。

光叶海桐根（大皮子药）

▶**来源**　海桐花科植物光叶海桐 *Pittosporum glabratum* Lindl. 的根皮或树皮。

▶**形态**　常绿灌木，高2～3 m。根皮黄白色；树皮棕褐色。嫩枝无毛。单叶互生，通常在幼枝顶聚生；叶片狭长圆形或倒披针形，长5～10 cm，宽2～3 cm，边缘全缘，两面均无毛，上面侧脉和网脉不明显，干后下面稍突起，网眼宽1～2 mm。花黄色或淡黄色；伞形花序1～4枝簇生于叶腋；花梗有微毛或无毛；花萼5片，每片边缘有毛；花瓣5片；雄蕊5枚；子房无毛，侧膜胎座3个，每个胎座有6粒胚珠。蒴果椭圆形，长约2.5 cm，成熟时3片裂开，果片边厚不及1 mm，每片有种子6粒。种子红色，有黏性，长约6 mm。花、果期夏、秋季。

▶**生境分布**　生于山坡疏林、林边或灌木丛中。分布于我国广西、海南、湖南、贵州等省（区）。

▶**采收加工**　秋季采，切片，鲜用或晒干。用时洗净。

▶**性味功效**　甘、苦、辛，微温。祛风活络，消肿止痛。

▶**用量**　6～15 g。

▶**验方**　1. 跌打肿痛：光叶海桐根、虎刺木根、飞龙掌血根、胡枝子根、两面针根各60 g。共用米三花酒1.5 kg浸泡30日后用，每次服15～30 ml，每日服1～2次，并用药酒擦患处。

2. 跌打损伤：①光叶海桐根皮或树皮粉15 g，南五味子根、连钱草各30 g，樟脑粉3 g。共捣成粉，加酒调匀炒热敷患处。②光叶海桐

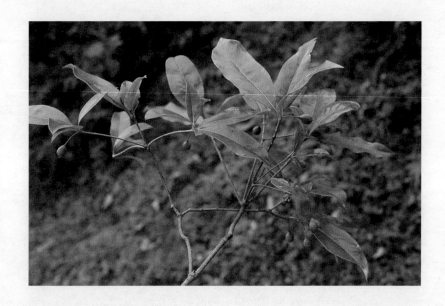

树皮15 g，路路通（枫香树果实）3枚，钩藤、小蓟根、白茅根各6 g，小驳骨10 g。水煎，用米酒适量冲服；同时取鲜光叶海桐叶与药渣共捣烂，敷患处。

　　3. 骨折：①鲜光叶海桐根皮、鲜黑老虎根皮、鲜南五味子根皮、鲜松笔（松树嫩枝）、鲜小驳骨各适量。共捣烂，加酒炒热，骨折复位后，敷患处，每日敷1次。②光叶海桐根、肿节风根、朱砂根、两面针根（或竹叶花椒根）、五加皮、杉木二层树皮、红花倒水莲（紫葳）根各等量。共研细粉，取药粉适量与三花酒调匀炒热，骨折复位后，敷患处，每日敷1次。

吊 灯 花

▶来源　萝藦科植物吊灯花 *Ceropegia trichantha* Hemsl. 的全株。

▶形态　缠绕草质藤本。折断有乳状汁液。嫩茎无毛。单叶对生；叶片长圆状披针形，长10~13 cm，宽2~3 cm，先端尖，基部圆形，边缘全缘，两面均无毛。花暗紫色；聚伞花序生于叶腋，有花4~5朵；花序梗和花梗均无毛；花冠管筒状，5裂，裂片不张开，顶端黏合，整朵花如吊灯状；副花冠2轮，外轮具10个齿，内轮具5个舌状片，有散生长硬毛；雄蕊5枚，与雌蕊黏合成合蕊柱。果长披针形，长达20 cm，宽约5 mm，无毛，通常双生。种子顶端有种毛。花、果期8~12月。

▶**生境分布** 生于山坡、山谷、溪边疏林下或林边灌丛中。分布于我国湖南、广东、广西、海南、四川等省（区）；泰国也有分布。

▶**采收加工** 夏、秋季采，鲜用或晒干。用时洗净，切碎。

▶**性味功效** 淡、微苦，凉；有毒。舒筋活络，消肿止痛，杀虫止痒。

▶**用量** 只作外用，外用适量。

▶**验方** 1. 扭伤：①鲜吊灯花、鲜鹅不食草、鲜马鞭草、鲜了哥王叶、鲜小驳骨叶、鲜四块瓦各适量。共捣烂，加酒炒热敷患处。

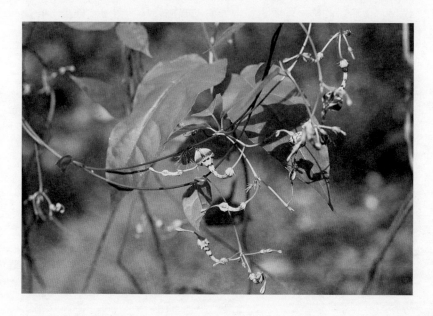

②吊灯花、大叶紫珠叶、侧柏叶、鹅不食草各等量。共研细粉，加酒调匀煮热，敷患处，每日敷1次。

2. 跌打肿痛：①鲜吊灯花适量。捣烂，加酒炒热敷患处。②鲜吊灯花、鲜朱砂根各30 g，鲜黑老虎根皮、鲜肿节风根、鲜两面针根各15 g。共捣烂，加酒调匀，炒热或煨热，敷患处。

3. 脱臼：鲜吊灯花、鲜汉桃叶、鲜鹅不食草、鲜酢浆草（或鲜红花酢浆草）、鲜九里香叶各适量。共捣烂，复位固定后，加酒炒热敷患处，每日敷1次。

肉 碎 补

▶来源　水龙骨科植物光亮瘤蕨 *Phymatodes cuspidata*（D. Don）Alston 的根状茎。

▶形态　附生或很少为土生的直立草本，高60～100 cm。根状茎横走，肉质，圆柱形而略扁，顶端有卵圆形鳞片，边缘有锯齿。叶疏生，由根状茎长出，相距2～3 cm；叶柄基部有鳞片；叶柄直立或斜升，长30～40 cm；叶片长30～40 cm，宽20～30 cm，羽状复叶，羽片多达20对；羽片披针形，长10～15 cm，宽2～3 cm，边缘全缘，两面均无毛，顶端羽片与侧生羽片同形，叶脉不明显。孢子囊群圆形，直径2～2.5 mm，单行，无囊群盖，近中脉两侧各有1行着生。孢子期夏、秋季。

▶生境分布　附生于山坡疏林下的石灰岩山缝中。分布于我国广东、广西、海南、贵州、云南等省（区）；越南、印度、缅甸也有分布。

▶采收加工　全年可采，除去鳞片及须根，切片，鲜用或晒干。用时洗净，切碎。

▶性味功效　涩，温；有小毒。活血止痛，接骨消肿，补肾，壮筋骨。

▶用量　5～10 g。

▶验方　1. 跌打损伤：①鲜肉碎补、鲜朱砂根、鲜酢浆草（或鲜红花酢浆草或鲜酸阳桃叶）、鲜山桔叶、鲜韭菜根各适量。共捣烂，加酒炒热敷患处。②鲜肉碎补、鲜榕树叶、鲜韭菜根各适量。共捣烂，敷患处。

2. 跌打肿痛：鲜肉碎补、鲜水泽兰、鲜红丝线、鲜韩信草、鲜朱砂根、鲜郎伞木根、鲜榕树须各适量。捣烂，加酒炒热，先熨擦患处，然后敷患处。

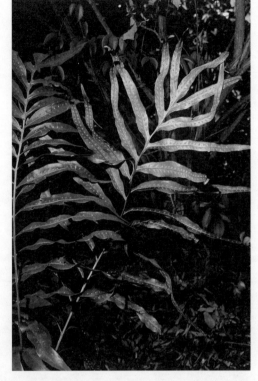

3. 骨折：鲜肉碎补、鲜大驳骨、鲜小驳骨、鲜连钱草、鲜水泽兰、鲜田字草（苹）各适量。共捣烂，炒热，加50%酒精调匀，骨折复位后敷患处，每1～2日换药1次。

朱 砂 根 (小罗伞)

▶来源　紫金牛科植物朱砂根 *Ardisia crenata* Sims 的根。

▶形态　常绿灌木，高0.5～1 m。根丛生，略呈纺锤形或圆柱状，外皮浅红色，稍肉质，鲜根横切面有一淡橙红色环，有散在的紫

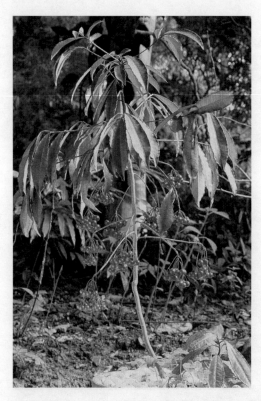

色"朱砂点"。嫩茎无毛。单叶互生；叶片椭圆形或倒披针形，长7～10 cm，宽2～4 cm，先端尖，基部狭，边缘有皱波状或浅波状齿，有明显的边缘腺点，两面均无毛，下面有极小的鳞片。花白色或略带粉红色。伞形花序或聚伞花序生于叶腋或侧生于花枝顶端；萼片5片，长圆状卵形，无毛；花瓣5片，长4～6 mm，有腺点；雄蕊5枚。果实球形，直径约7 mm，鲜红色，果皮有腺点。花、果期5～12月。

▶生境分布　生于山地林下、林边、溪边阴湿处或灌丛中。分布于我国浙江、江西、安徽、福建、台湾、湖北、湖南、广东、广西、海南、西藏、四川、云南、贵州等省（区）；印度、缅甸、马来西亚、印度尼西亚、日本也有分布。

▶采收加工　秋、冬季采，切片，鲜用或晒干。用时洗净，切碎。

▶性味功效　微苦、辛，平。活血散瘀，消肿止痛，祛风除湿。

▶用量　3～10 g。

▶禁忌　孕妇忌服。

▶验方　1. 跌打损伤：①朱砂根15 g。水煎或冲黄酒适量服，连服数日；同时取鲜朱砂根叶适量，捣烂，加热敷患处。②鲜朱砂根

60 g，酒、水各半煎服；同时取鲜朱砂根、老生姜、鲜葱头（带须根）各适量，共捣烂，布包加热推擦患处。

2. 跌打内伤：朱砂根、肿节风各10 g，红花、归尾各6 g，细辛3 g。水煎服。

3. 跌打肿痛：①鲜朱砂根、鲜一箭球各100 g，鲜郎伞木根120 g，鲜五指毛桃、鲜水泽兰全株各60 g。共捣烂，加酒炒热敷患处；或上药浸米酒1 kg，浸10日后服，早、晚各服30 ml，并用此药酒擦患处。②鲜朱砂根30 g，鲜黑老虎根25 g，鲜虎刺木根、鲜两面针根各10 g，猪骨适量。水煲，冲米酒适量服。③鲜朱砂根、鲜竹叶花椒根皮、鲜连钱草、鲜栀子各适量。共捣烂，加酒炒热敷患处。

4. 扭伤：①鲜朱砂根、鲜鹅不食草、鲜积雪草、鲜樟树叶各适量。捣烂，加酒调匀敷患处。②朱砂根、盐肤木叶、火炭母叶、酢浆草各等量。用60%酒精浸过药面，浸渍15日，取药液擦患处。

竹叶花椒根（山花椒、野花椒）

▶来源　芸香科植物竹叶花椒 *Zanthoxylum armatum* DC. 的根或根皮。

▶形态　常绿灌木。全株揉之有花椒香气。根外皮土黄色，粗糙，切断面淡黄色，有麻辣味。叶柄、叶轴、叶两面中脉和茎枝均有锐刺。嫩枝无毛。叶互生，单数羽状复叶，有小叶3～9片，叶轴有狭翅；小叶片披针形或椭圆形，长3～12 cm，宽1～4 cm，两面均无毛或下面中脉基部两侧有丛状柔毛，边缘近全缘或有疏齿，仅齿缝处及小叶边有油点。花黄绿色或淡黄色；圆锥花序生于叶腋，花序轴无毛；花被片6～8片；雄蕊5～6枚。果实近球形，成熟时紫红色，果皮有微凸起油点，味麻辣。种子褐黑色。花、果期4～11月。

▶生境分布　生于山坡、山脚、路边、溪边、海岛的灌木丛中，石灰岩山地多见。分布于我国陕西、甘肃、山东、江苏、浙江、江西、安徽、福建、台湾、湖北、湖南、广东、广西、海南、云南、贵

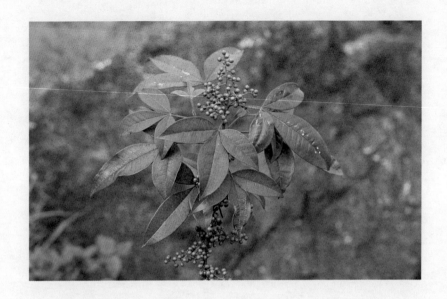

州、四川、西藏等省（区）；越南、老挝、缅甸、印度、尼泊尔、朝鲜、日本也有分布。

▶**采收加工**　秋、冬季采，趁鲜切片，鲜用或晒干。用时洗净，切碎。

▶**性味功效**　辛，温；有小毒。活血消肿，消炎止痛，散寒除湿。

▶**用量**　3~15 g。

▶**禁忌**　孕妇慎用。

▶**验方**　1. 跌打肿痛：①鲜竹叶花椒根皮、鲜黑血藤各适量。共捣烂，加酒炒热敷患处。②竹叶花椒根、飞龙掌血根、卷柏各30 g，重楼（七叶一枝花根状茎）25 g，徐长卿根20 g。共用75％酒精500 ml浸渍7日可用，取药酒擦患处。③竹叶花椒根、射干、八角枫根各30 g，酢浆草15 g。共用黄酒500 ml浸渍，密封，隔水炖约1小时，取药汁擦患处，每日擦3~4次。

2. 跌打损伤：①鲜竹叶花椒根120 g。共用白酒250 ml浸渍7日后用，取药液擦患处。②竹叶花椒根15 g。水煎，黄酒适量冲服。

3. 骨折：鲜竹叶花椒根皮（或叶）、鲜鹅不食草各1份，鲜九龙藤4份，鲜桃树根皮2份。共捣烂，加少量酒调匀，骨折复位后，敷患处。

华南杜仲藤（红杜仲、红杜仲藤、藤杜仲）

▶**来源**　夹竹桃科植物华南杜仲藤 *Urceola quintaretii*（Pierre）D. J. Middleton 的根皮或老茎皮。

▶**形态**　木质藤本。鲜时折断有乳状汁液。嫩枝有毛，老枝无毛。干燥的根皮和老茎皮折断有弹性胶丝。单叶对生；叶片卵圆状椭圆形或椭圆形，长4.5～7 cm，宽2～3 cm，边缘全缘，两面均无毛，下面散生黑色乳头状小圆点，扯断叶片有白色弹性胶丝；叶柄无毛，长约5 mm，叶腋间及叶腋内有长约1 mm的锐尖的线形腺体。花淡黄色；聚伞花序生于叶腋或枝顶；花冠外面有微毛，5裂；雄蕊5枚，内藏。果长4.5～6 cm，直径约7 mm，线状披针形，中部略大，双生或单

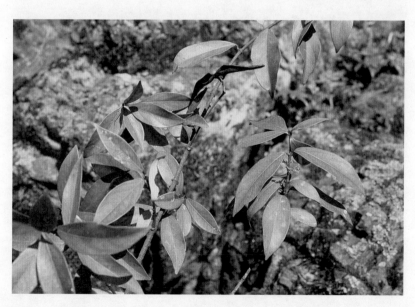

生。种子顶端有长约1.5 cm的白色种毛。花、果期4～12月。

▶**生境分布** 生于山坡疏、密林中，常缠绕于树上。分布于广东、广西、海南等省（区）。

▶**采收加工** 同毛杜仲藤。

▶**性味功效** 同毛杜仲藤。

▶**用量** 同毛杜仲藤。

▶**验方** 同毛杜仲藤。

▶**附注** 本种是《广西中药材标准》1990年版中收载的"红杜仲"的原植物之一。

自 然 铜

▶**来源** 原矿物为黄铁矿 Pyrite。

▶**形态** 性状等轴晶系。晶体呈立方体、八面体和五角十二面体等。聚合体呈块状、钟乳状。晶面上有条纹。颜色为浅黄色。条痕为棕黑色或微绿黑色。金属光泽，不透明。硬度6.0～6.5。比重4.9～5.2。性脆。断口呈参差状，有时为贝壳状。以色黄亮、质重、表面光滑、断面白亮者为佳。

▶**生境分布** 产于辽宁、山西、河北、甘肃、安徽、湖北、湖南、广东、四川等省。

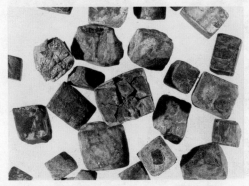

▶**采收加工** 在矿区捡取黄铜矿，除去杂石。将黄铜矿捣碎，放锅内，置炭火炉上煅烧。烧红醋淬，反复多次，至光泽消失为度，晒干，研末，水飞，除去粗粒及杂质即为自然铜（或称煅制过的自然铜）。

▶**性味功效** 辛、酸，平。散瘀止痛，接骨续筋。

▶**用量** 3～10 g。多配以丸剂、散剂应用。

▶**禁忌** 孕妇忌用；阴虚火旺，血虚无瘀者忌服；非损伤者勿用。

▶**验方** 1. 骨折：①自然铜60 g，肿节风根、骨碎补、五加皮、南五味子根、羊耳菊根、朱砂根、山蒌全草各50 g，通城虎6 g。共用白酒5 kg浸泡15日后用，骨折复位并用夹板固定后，用敷料浸药酒敷患处，干燥时再滴药酒，保持敷料湿润。②自然铜、土鳖虫、毛冬青根、榕树须、半枫荷（树参的根或檫木的根）各适量。制成膏，骨折复位固定后，敷患处；同时取毛冬青根、鸡骨草各1.5 kg，豨莶草2 kg。共研细粉，炼蜜为丸，每丸重3 g，每日服3次，每次服2丸。③自然铜、乳香、没药、归身、羌活各等量。共研细粉，每次服6 g，每日服2次，米酒适量调服。

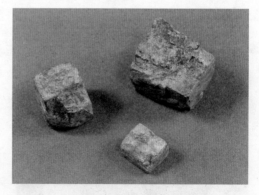

2. 跌打损伤、瘀血肿痛：①自然铜60 g，当归200 g，三七、乳香（制）各40 g，土鳖虫100 g，冰片10 g（另包）。上药除冰片外，共研成细粉，将冰片研细后与药粉调匀，每次服1.5 g，每日服3次，用黄酒或开水温服。②自然铜10 g，活土鳖虫（去足焙黄研细粉）15 g，乳香（制）、血

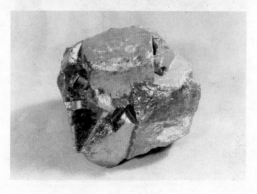

竭（或龙血竭）各6 g，三七5 g。共研细粉，每次服1 g，每日服3次，水、米酒各半温服。

3. 骨折、脱臼：自然铜120 g，土鳖虫60 g，生半夏30 g。将土鳖虫与生半夏同炒黄共研粉，再与自然铜研细粉，每次服3 g，每日服2次，开水送服。服药前先将骨折、脱臼闭合复位夹板固定后再服药，有消肿止痛作用。

米念芭叶（白花柴叶、翠容叶）

▶来源　亚麻科植物米念芭 *Tirpitzia ovoidea* Chun et How ex Sha的叶及带叶嫩枝。

▶形态　常绿灌木。嫩枝无毛。单叶互生；叶片卵形、椭圆形或倒卵状椭圆形，长1.5～5 cm，宽1.2～2.5 cm，先端钝或急尖，中间微凹，基部宽楔形或近圆形，边缘全缘，两面均无毛。花白色；聚伞花序生于茎顶或分枝上部叶腋；花瓣5片，阔倒卵形，长1.5～2 cm，宽1～1.5 cm，有长2～3.5 cm的瓣柄，旋转排列成管状；雄蕊5枚，花丝基部合生成筒状；退化雄蕊5个，锥尖状；子房5室；花柱5枚。蒴果卵状椭圆形，5裂，每室有种子2粒。种子上端有膜质翅。花、果期5～11月。

▶**生境分布** 生于石灰岩山的山谷、山坡疏林中或山顶灌丛中。分布于我国广西、贵州等省（区）；越南也有分布。

▶**采收加工** 夏、秋季采，鲜用或晒干。用时洗净，切碎。

▶**性味功效** 微甘，平。活血散瘀，消肿止痛，舒筋活络。

▶**用量** 10～15 g。

▶**验方** 1. 跌打损伤：①鲜米念芭叶、鲜鹅不食草、鲜香附各适量。共捣烂，加酒炒热敷患处。②米念芭叶、连钱草、博落回叶（有毒，忌内服）各30 g，榕树叶15 g。共研细粉，用白酒调匀，加温敷患处，每日换药1次。③鲜米念芭叶适量。捣烂，加酒炒热敷患处。

2. 骨折：①鲜米念芭叶、鲜石油菜、鲜水泽兰、鲜九里香叶（或鲜广西九里香叶）各适量。共捣烂，骨折复位后，调米醋适量敷患处，每3日换药1次。②鲜米念芭叶、鲜大驳骨叶、鲜小驳骨叶、鲜朱砂根、鲜肿节风根、鲜连钱草各等量。共捣烂，骨折复位后，加酒炒热敷患处。

买 麻 藤（麻骨风、接骨藤）

▶**来源** 买麻藤科植物买麻藤 *Gnetum montanum* Markgr. 的藤茎。

▶**形态** 木质大藤本。茎节膨大，嫩枝无毛，老藤外皮黑褐色，切断面有5层黑色圆圈，呈蜘蛛网状花纹，有多数小孔。单叶对生；叶片长圆形或长圆状披针形，长10～20 cm，宽4.5～10.5 cm，边缘全缘，叶脉羽状，两面均无毛；叶柄长0.8～1.5 cm。球花单性，雌雄异株；穗状，组成顶生或腋生的聚伞花序；球花穗的环状总苞在花开时向外开展；雄球花序1～2次分枝；每轮总苞内有雄花25～35朵；雌球花序侧生于老枝上；每轮总苞内有雌花5～8朵。成熟种子黄褐色或红褐色，长圆形，长1.5～2 cm，直径1～1.2 cm，表面光滑；有短柄，柄长2～5 mm；种皮内的毛有毒。花、果期6～9月。

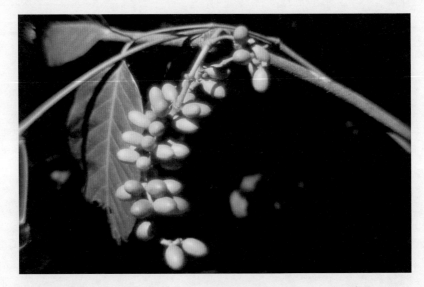

▶**生境分布**　生于林中、林边或沟边灌木丛中，常缠绕于树上。分布于中国广东、广西、海南、云南等省（区）；越南、老挝、泰国、缅甸、印度也有分布。

▶**采收加工**　同小叶买麻藤。

▶**性味功效**　同小叶买麻藤。

▶**用量**　10 ~ 30 g。

▶**禁忌**　孕妇忌服。

▶**验方**　同小叶买麻藤。

▶**附注**　《广西中药材标准》第二册收载的"买麻藤"，其原植物包括买麻藤和小叶买麻藤两种。

红　花

▶**来源**　菊科植物红花 *Carthamus tinctorius* L. 的管状花。

▶**形态**　一年生直立草本。茎枝白色或淡白色，光滑无毛。单叶互生，无柄；叶片披针形或长椭圆形，长7～15 cm，宽2.5～6 cm，边缘有锯齿，齿端有针刺，两面均无毛无腺点。花红色或橘红色；头状花序直径3～4 cm，生于枝顶；头状花序外面2～3层的总苞片叶状，披针形，光滑无毛，边缘及顶端有针刺；总苞球形，总苞片顶端渐尖，边缘有篦齿状针刺或无针刺；全部为管状花，花冠长约2.8 cm，花冠管长约2 cm，5裂；雄蕊5枚，花药联合。瘦果倒卵形，有4棱，乳白色，顶端无冠毛。花、果期5～8月。

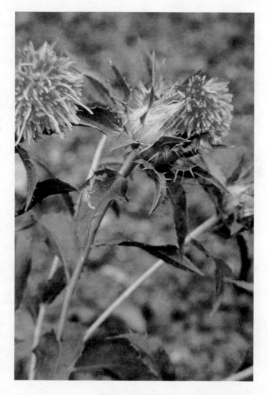

▶**生境分布**　栽培植物。分布于我国各地；俄罗斯、日本、朝鲜也有栽培。

▶**采收加工**　夏季早晨采收，摊开在通风处阴干或晒干。

▶**性味功效**　辛，温。散瘀止痛，活血通经。

▶**用量**　3～10 g。

▶**禁忌**　孕妇忌用。

▶**验方**　1. 跌打损伤：①红花、桃仁、当归、柴胡各10 g，大黄6 g。酒、水各半煎服。②红花适量。水煎汁，加白酒少许洗患处；如患处红紫肿痛，另取红花适量研粉，加白酒调敷患处。

2. 跌打肿痛：红花、桃仁、朱砂根、归尾、血竭（或龙血竭）各 12 g，土鳖（土鳖虫）6 g。水煎，冲米酒服。

3. 关节扭伤：红花、栀子、土鳖（土鳖虫）、面粉各等量。共研细粉，白酒调成糊状，敷患处，每日敷1次。

4. 跌打损伤、瘀血凝积内攻遍身疼痛：红花、乳香、没药、朱砂、冰片各6 g，儿茶10 g，血竭（或龙血竭）5 g，麝香0.6 g。共研细粉，每次服1.5~3 g，每日服2次，黄酒或温开水冲服。

5. 扭挫伤后疼痛、瘀血不散：红花、桃仁、当归、五灵脂、蒲黄、秦艽各10 g，续断12 g，乳香、没药各6 g。水、酒各半煎服，每日1剂。

6. 扭挫闪伤：红花、丁香各10 g，茴香、樟脑各15 g。共用白酒300 ml温浸，用药棉蘸酒涂患处，并揉擦患处。

7. 跌打损伤、皮肉未破肿痛：红花、归尾、桃仁、大黄、柴胡、枳壳、甲片（穿山甲的鳞片）各6 g，甘草3 g。水煎，冲米酒适量服。

红 药

▶来源　苦苣苔科植物红药 *Chirita longgangensis* W. T. Wang *var. hongyao* S. Z. Huang的全草。

▶形态　多年生草本。无地上茎。根状茎圆柱形，粗壮，直径0.5~1 cm，表面灰黄色，切断面棕红色，节间长0.4~2 cm。叶无柄，单叶，通常3片轮生，密集于根状茎顶端；叶片长圆状线形，长9~16 cm，宽1~2 cm，先端钝，基部狭，边缘全缘，两面密生柔毛。花淡红色；聚伞花序生于叶腋；花序梗密生柔毛和短腺毛；花梗密生短腺毛；苞片条形，长1~2 cm，宽3~6 mm；花萼5裂至基部，裂片狭线形，长约8 mm，边缘全缘，两面有短柔毛；花冠长约3.5 cm，5裂呈唇形，外面有短柔毛，内面无毛；能育雄蕊2枚，花药连着，花丝膝状弯曲。蒴果线形，密生腺毛和短柔毛。种子小，多数。花、果期11月

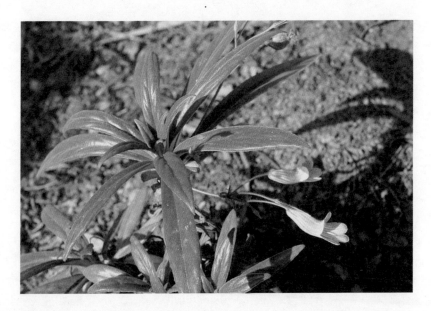

至次年2月。

▶ **生境分布**　生于石灰岩山阴处石缝中。分布于广西。

▶ **采收加工**　全年可采，鲜用或切片晒干。用时洗净，切碎。

▶ **性味功效**　甘、涩，平。散瘀消肿，接骨止痛，温补养血。

▶ **用量**　10～15 g。

▶ **验方**　1. 闭合性骨折：①红药根状茎、千斤拔根、乌蔹莓根、破石珠、过岗龙（馀藤老茎）、金钮扣根、薜荔茎、排钱草根各15 g。水煎服。同时取上药的鲜叶各等量，共捣烂，骨折复位后，加酒炒热敷患处。②红药、千斤拔根、黑吹风、过岗龙、破石珠、乌蔹莓根、三叉苦根各10 g，丁茄根、磨盘草根、金钮扣全草各6 g。水煎服；同时取鲜红药、鲜三叉苦叶、鲜鸭脚木叶（或大鸭脚木叶）、鲜榕树叶、鲜大驳骨叶、鲜小驳骨叶各适量。共捣烂，骨折复位后，加酒炒热敷患处。

2. 跌打内伤：红药、苏木、鹅不食草、酢浆草（或红花酢浆草）各6 g，榕树根、乌药根各10 g。水煎服。

3. 跌打瘀肿、筋损骨折：红药、大驳骨、小驳骨、松笔（松树嫩枝）、三棱、莪术、自然铜、金边蚂蟥、田螺、葱头（带须根）、韭菜根、犁头拐（花姬蛙）或山蚂拐（棘胸蛙）、公鸡仔各等量。烘干，共研细粉，用酒调药粉敷患处（骨折者应先复位固定），每日换药1次。

红 天 葵（散血子、红水葵、一顶红）

▶来源　秋海棠科植物紫背天葵 *Begonia fimbristipula* Hance 的全草或球形根状茎（称散血子）。

▶形态　多年生小草本。无地上茎或地上茎不明显。根状茎球状，肉质，红色，直径约8 mm，有多数须根。单叶基生，通常只有1片叶；叶片紫红色或红色，阔卵形或卵形，长2.5～7 cm，宽2～6 cm，顶端尖，基部心形，不明显偏斜，边缘有不规则的锯齿和短

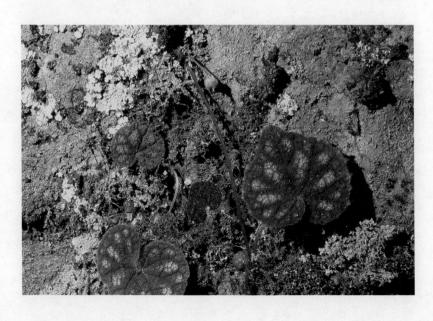

毛，两面均有粗伏毛，脉上的毛较密；叶柄长4~12 cm，有毛；托叶卵状披针形，边缘撕裂状。花粉红色；雌雄同株；二歧聚伞花序，花茎红色，由根状茎抽出，高6~18 cm，无毛；苞片边缘流苏状；雄花：花被4片，无毛，外面2片较宽，内面2片较窄；雄蕊多数；雌花：花被3片，外面2片较宽，内面1片较窄；花柱约1/2合生，柱头"U"字形。蒴果倒卵状长圆形，无毛，有不等的3翅。种子多数，无毛。花、果期5~9月。

▶**生境分布** 生于林下山坡、山谷湿润的石壁上或石缝中。分布于浙江、江西、福建、湖南、广东、广西、海南等省（区）。

▶**采收加工** 夏、秋季采，鲜用，或采回当天放在蒸笼上蒸约15分钟（如蒸时超过15分钟叶片变黑色，如蒸不透，则叶片色不红），然后晾干，不宜在太阳光下晒，晒则起白霜。本种的叶片用水浸泡，正品的浸泡液应呈玫瑰红色，味酸。

▶**性味功效** 酸、微涩，凉。散瘀消肿，凉血活血，消炎止痛。

▶**用量** 6~10 g。

▶**验方** 1. 跌打损伤：①红天葵、香附、桃仁各10 g，黑老虎根15 g，大田基黄30 g。水煎服。②红天葵15 g，生地黄12 g，归尾10 g，乳香、没药、桂枝各6 g，细辛3 g。用米酒500 ml共浸泡15日后用，每次服15~30 ml，每日服2次。

2. 跌打内伤、血积疼痛：红天葵100 g，姜三七（土田七、三七姜）50 g，樟树根薯（樟木薯）15 g。用米酒2.5 kg浸30日后服，每次服15~30 ml，每日服2次，同时取药酒适量擦患处。

3. 骨折：鲜红天葵（或鲜粗喙秋海棠）、鲜光叶海桐树皮或根皮、鲜骨碎补、鲜大驳骨、鲜小驳骨各适量，活螃蟹数只。共捣烂，骨折复位后，加酒调匀敷患处，用杉木皮或柳树皮固定，待7日后，去药。

4. 跌打内伤：红天葵、朱砂根各15 g，威灵仙6 g。共捣碎，用米双酒100 ml浸泡1~2日后用，每次服15 ml，每日服2次。

红丝线 (红蓝草)

▶**来源** 爵床科植物山蓝 *Peristrophe roxbur-ghiana*（Schult.）Brem. 的地上部分。

▶**形态** 多年生草本，高15～40 cm。茎节稍膨大，枝条交互对生，嫩枝有柔毛。单叶对生；叶片卵形或披针状卵形，长1.5～5 cm，宽1～2 cm，边缘全缘，嫩时两面均有柔毛，老时上面渐变无毛，侧脉每边5～6条；叶柄长约5 mm。花粉红色或紫红色；聚伞花序生于枝顶或叶腋；总花梗有毛；总苞片2片，阔卵形，大小不等，有柔毛；花冠唇形，长3～3.5 cm，有短柔毛；能育雄蕊2枚，花丝有毛，花药线形，一上一下，基部无附属物。蒴果长约1.5 cm，有柔毛，内有种子4粒。花、果期冬、春季。

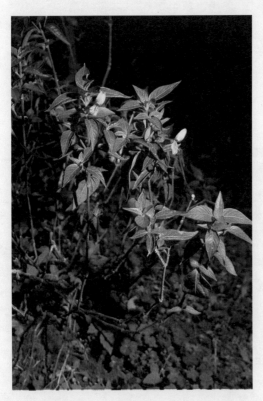

▶**生境分布** 多为栽培。分布于我国广东、广西、海南等省（区），越南、印度也有分布。

▶**采收加工** 全年可采，鲜用或晒干。用时洗净，切碎。

▶**性味功效** 甘、

淡，凉。消肿止痛，清肺止咳，凉血止血。正品红丝线的地上部分用水煎，煎液呈紫红色，这是鉴别真伪红丝线的最简便方法。每年清明节民间用红丝线的水煎液浸泡糯米约半天后，捞出的米蒸或煮成的糯米饭呈紫红色，略带香气，食之有滋补作用。

▶**用量**　15～30 g。

▶**禁忌**　孕妇忌服。

▶**验方**　1. 跌打肿痛：①鲜红丝线适量。捣烂，加酒炒热敷患处。②鲜红丝线、鲜山桔叶、鲜连钱草、鲜鹅不食草各适量。共捣烂，加酒炒热敷患处。

2. 扭伤、跌打内伤：①红丝线60 g，茅莓根30 g，丁茄根10 g。水煎，冲米酒适量，每日服2次。②鲜红丝线、鲜大驳骨、鲜小驳骨、鲜连钱草各适量。共捣烂，加酒炒热敷患处。

走马胎（大叶紫金牛）

▶**来源**　紫金牛科植物走马胎 *Ardisia gigantifolia* Stapf 的根及根茎。

▶**形态**　灌木，高1～2 m。根茎粗厚，膨大，外皮灰褐色或淡棕色，切断面黄白色，有紫红色小点，有香气。嫩枝有微毛，后变无毛。单叶互生，通常集生于枝顶；叶片膜质，椭圆形或倒卵状披针形，长20～50 cm，宽5～17 cm，先端尖，基部狭，边缘有细齿，两面均无毛，上面中脉和侧脉暗紫红色，下面通常带紫红色；叶柄长2～4 cm，有狭翅。花粉红色或白色；圆锥花序长20～35 cm，由20个以上的类伞形花序组成，腋生或侧生，每个类伞形花序有花9～15朵或略多；花瓣5片；雄蕊5枚。果实球形，无毛，直径约6 mm，成熟时红色。花、果期4～12月。

▶**生境分布**　生于山坡、山脚、山谷、沟边的阴湿处。分布于我国江西、福建、广东、广西、海南、云南等省（区）；越南也有分布。

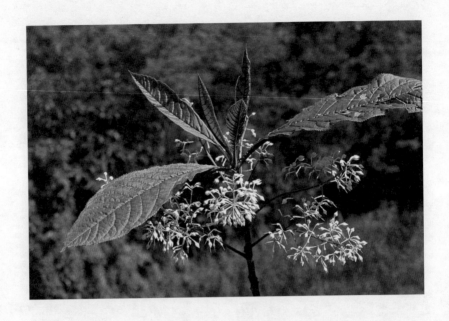

▶ **采收加工**　全年可采，切片，鲜用或晒干。用时洗净，切碎。

▶ **性味功效**　辛、微苦，温。活血散瘀，消肿止痛，祛风湿。

▶ **用量**　10～15 g。

▶ **禁忌**　孕妇忌服。

▶ **验方**　1. 跌打肿痛：①鲜走马胎根15 g，鲜朱砂根30 g，鲜黑老虎根、鲜通城虎各10 g，猪骨适量。用水煲，冲米酒适量服。②走马胎根60 g，朱砂根100 g，五指毛桃120 g，土牛膝（倒扣草的根）90 g，两面针根15 g。共用米酒1500 ml浸15日后用，每日早、晚各服15～30 ml，同时取药酒擦患处。③走马胎根粉、红背山麻杆根粉、竹叶花椒根皮粉、鲜透骨消（连钱草）各适量。共捣烂拌匀，加酒炒热敷患处。

2. 骨折：①走马胎根、朱砂根、汉桃叶、水泽兰、小驳骨、大驳骨、红杜仲、走马风（接骨草的全株）、牛尾菜根、毛冬青根、黑老虎根各适量。共研细粉，先将骨折复位固定后，将药敷患处。第1次用酒调药粉，热敷患处，敷10日左右，第2次用洗米水调药粉，热敷患处，敷7日左右，最后用酸醋调药粉敷患处至愈。②走马胎70 g，葫芦茶25 g，五味藤根皮、酸藤子根、两面针根各20 g，猪肚木根（山石榴根）10 g，五指毛桃、石南藤各15 g。共研细粉，酒、水各半调成糊状蒸半熟，骨折复位固定后，敷患处。

苏 木（苏方木、红苏木）

▶**来源** 云实科（或豆科）植物苏木 *Caesalpinia sappan* L. 的心材。

▶**形态** 灌木，有疏刺。木材的心材赭褐色，边材黄色微红。嫩枝有短柔毛，老枝变无毛。叶互生，二回双数羽状复叶，有羽片7～13对，每个羽片有小叶10～17对；小叶片长圆形或长圆状菱形，长1～2 cm，宽5～7 mm，先端微凹，基部歪斜，边缘全缘，上面有短柔毛，下面无毛。托叶早落。花黄色；圆锥花序生于枝顶或叶腋；花梗有短柔毛；花瓣5片，不等大，有柄；雄蕊10枚，花丝分离，下部有毛。荚果近长圆形或长圆状倒卵形，长约7 cm，宽约4 cm，先端截形或斜截形，成熟时红棕色，表面无刺无毛，内有种子3～4粒。花、果期5～12月。

▶**生境分布** 生于山脚、山谷林下或栽培。分布于我国福建、台湾、广东、广西、海南、四川、云南、贵州等省（区）；越南、缅甸、印度、斯里兰卡、马来西亚也有分布。

▶**采收加工** 全年可采，削去外皮和边材，切片或劈碎，晒干或鲜用。用时洗净。正品苏木切碎用开水浸泡，浸液应呈红色。

▶**性味功效** 甘、咸，平；有小毒。消肿止痛，散瘀止血。

▶**用量** 3～10 g。

▶**禁忌** 孕妇忌用，月经量过多者慎服。

▶**验方** 1. 跌打肿痛：苏木60 g，当归15 g，桃仁、红花、川芎、牡丹皮、白芥子、泽泻各10 g。水煎，冲米酒适量服。

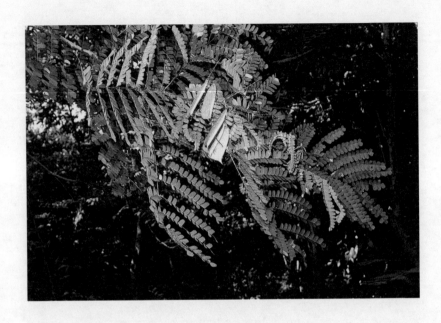

2. 跌打内伤、瘀血肿痛：苏木、黑面神（鬼画符）根、鹅不食草各10 g，连钱草30 g。水煎，冲米酒适量服。

3. 跌打扭伤：鲜苏木、鲜汉桃叶、鲜水泽兰、鲜瓜子金各等量。共捣烂，加酒炒热敷或擦患处。

4. 骨折、脱臼、扭挫伤后遗留的筋缩疼痛：苏木、红花、独活、牛膝、木瓜各10 g，凤仙透骨草、伸筋草（石松）各15 g、五加皮、海桐皮、秦艽、三棱、蒲黄、莪术各12 g。水煎，熏洗患处，每日洗5～6次。

5. 跌打损伤或自高处坠下，不损皮肉，瘀血流注内脏，昏沉不醒，二便秘结：苏木、红花、当归各10 g，枳壳、陈皮各6 g，大黄、朴硝、厚朴、甘草各5 g。水煎服，每日1剂。

杜 仲 藤（红杜仲、藤杜仲）

▶来源　夹竹桃科植物杜仲藤 *Urceola micranthum*（Wallich ex G. Don）D. J. Middleton 的根皮或老茎皮。

▶形态　藤状灌木。鲜时折断有乳状汁液。嫩枝无毛。干燥的根皮和老茎皮折断有弹性胶丝。单叶对生；叶片椭圆形或卵圆状椭圆形，长5～8 cm，宽1～3 cm，边缘全缘，两面均无毛，下面无黑色小点；叶柄长1～1.5 cm，无毛。花淡红色或绿色稍带红色；聚伞花序生于枝顶或叶腋，无毛；花冠外面有柔毛，5裂；雄蕊5枚，内藏。果基部膨大，向顶端渐尖成长喙状，无毛，双生或单生。种子顶端有长约4 cm的白色种毛。花、果期3～12月。

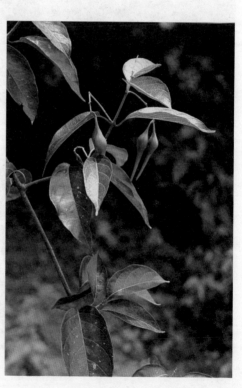

▶生境分布　生于山谷、山坡林下、沟边、林边灌丛中。分布于我国广东、广西、海南、四川、云南等省（区）；越南、印度、尼泊尔、印度尼西亚也有分布。

▶采收加工　同毛杜仲藤。

▶性味功效　同毛杜仲藤。

▶用量　6～9 g。

▶验方　同毛杜仲藤。

▶**附注** 本种是《广西中药材标准》1990年版收载的"红杜仲"的原植物之一。

豆豉姜（山鸡椒根、山苍树根）

▶**来源** 樟科植物山鸡椒 *Litsea cubeba*（Lour.）Pers. 的根和根茎。

▶**形态** 落叶灌木或小乔木。根圆锥形，表面灰棕色或暗红棕色，切断面黄白色或淡黄色。根、枝、叶、果实均有浓烈的豆豉和生姜的特异香气。嫩枝黄绿色，无毛。单叶互生；叶片披针形或长圆形，长4~11 cm，宽1.5~2.5 cm，边缘全缘，两面均无毛，下面灰绿色，叶脉羽状；叶柄长0.6~1.2 cm。花淡黄色，先叶开放或与叶同时开放；雌雄异株；伞形花序单生或簇生于叶腋，每一伞形花序有花4~6朵；花被片6片；雄花：能育雄蕊9枚，花丝中下部有毛，花药4室；雌花：退化雄蕊与雄花中的雄蕊数相同，子房卵形；花梗

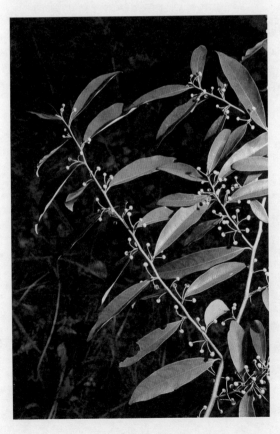

无毛。果实近球形，有油点，无毛，直径约5 mm，成熟时黑色；果梗无毛。花、果期2～8月。

▶**生境分布** 生于山坡林边、疏林中、灌丛中、路边、沟边向阳处。分布于我国江苏、浙江、江西、安徽、福建、台湾、湖北、湖南、广东、广西、海南、四川、云南、贵州等省（区）；东南亚各国也有分布。

▶**采收加工** 秋季采，趁鲜切片，鲜用或晒干。用时洗净，切碎。

▶**性味功效** 辛，温。温中散寒，理气止痛。

▶**用量** 15～30 g。

▶**验方** 1. 跌打损伤：豆豉姜30 g。水煎，冲米酒适量服。

2. 跌打肿痛：①豆豉姜、朱砂根、黑头茶各30 g，两面针根10 g。水煎，冲米酒适量服。②鲜豆豉姜根皮、鲜朱砂根根皮、鲜鹅不食草、鲜韭菜根各适量。捣烂，加酒炒热敷患处。

3. 骨折：鲜豆豉姜根皮、鲜了哥王根皮及叶、鲜九里香叶（或三叉苦叶或鲜广西九里香叶）、香附、红花、归尾各适量，自然铜30 g，土狗（蝼蛄）10只。共捣烂，加适量酒、醋（各约250 ml）拌匀炒热，骨折复位后，敷患处并固定，过1～2日感觉皮肤发热时解开，取鲜红蓖麻叶、鲜樟树叶、鲜葱头（带须根）、老生姜各适量，水煎，洗患处，然后将原敷药加酒、醋复炒热，再敷于患处，每剂药一般可用3～7日。

两面针根（入地金牛）

▶**来源** 芸香科植物两面针 *Zanthoxylum nitidum*（Roxb.）DC. 的根或根皮。

▶**形态** 常绿藤状灌木。主根粗壮，外皮土黄色，内面淡黄色，味甚苦而麻舌。嫩枝无毛；老茎常有纵向的翼状木栓层。茎枝、叶轴、叶片中脉两面均有锐刺。叶互生，单数羽状复叶，有小叶5～11

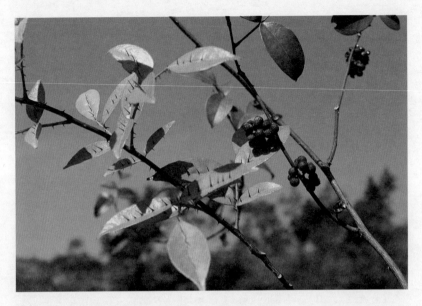

片，对生；小叶片阔卵形、近圆形或狭长椭圆形，长3~8 cm，宽1.5~4 cm，顶端钝而微缺，缺口有油点，边缘有疏浅齿，齿缝有油点，两面均无毛。花淡黄绿色；聚伞圆锥花序生于叶腋；花瓣4片；雄蕊4枚。果外皮红褐色，有油点，长约7 mm，无毛无刺，内有黑色球状种子。花、果期3~11月。

▶生境分布　生于山坡、平地、林边灌丛中，疏林下或荒山草坡有刺灌丛中。分布于福建、台湾、广东、广西、海南、贵州、云南等省（区）。

▶采收加工　全年可采，趁鲜切片，鲜用或晒干。用时洗净。

▶性味功效　辛、苦，微温；有小毒。活血散瘀，消肿止痛，解蛇毒。

▶用量　5~10 g。

▶禁忌　孕妇忌用。

▶验方　1. 跌打肿痛：①鲜两面针根、鲜虎刺木根、鲜五加皮、鲜韭菜鳞茎（俗称韭菜根）、鲜菊三七各等量。共捣烂，加酒炒热敷患处。②两面针根、羊耳菊根、黑老虎根各60 g。共用米酒1 kg浸泡10日后用，每次服15～30 ml，每日服2次，同时用药酒擦患处。③两面针根、东风橘（酒饼簕）根、地桃花根各6 g。酒、水各半煎后冲白糖适量服；同时取鲜两面针根、鲜东风橘根、鲜地桃花根各适量。共捣烂，加醋调匀敷患处。

2. 跌打损伤：①两面针根粉、生栀子、鲜路边青根皮、南五味子根粉各适量。共捣烂，加酒炒热敷患处。如关节脱臼加活螃蟹数只共捣敷。②两面针根、黑老虎根各15 g，钩藤12 g，防己6 g。共用米酒800 ml浸泡10日后用，每次服30 ml，每日服2次。③两面针根15 g。水煎，冲米酒适量服。

连 钱 草（透骨消、江苏金钱草）

▶**来源** 唇形科植物活血丹 *Glechoma longituba*（Nakai）Kupr. 的全草。

▶**形态** 多年生平卧草本。全株揉之有香气。茎四方形，逐节生根，嫩时有疏长柔毛。单叶对生；叶片圆形或肾形，长1.5～2.5 cm，宽2～3 cm，边缘有圆齿，基部心形，两面均有毛；叶柄长为叶片的1.5～2倍，有毛。花淡蓝色或紫色，通常2朵生于叶腋；花萼外面有毛，5齿裂，裂片顶端尖；花冠2唇形，长约2 cm，外面有毛，下唇有深色斑点；雄蕊4枚，内藏。小坚果长圆状卵形，无毛。花、果期4～6月。

▶**生境分布** 生于湿润的林边、沟边、田边、路边、疏林下或栽培。分布于我国黑龙江、辽宁、吉林、陕西、山西、河北、河南、山东、江苏、浙江、江西、安徽、福建、台湾、湖北、湖南、广东、广西、海南、云南、贵州、四川等省（区）；朝鲜、俄罗斯远东地区也有分布。

▶**采收加工** 夏、秋季采，鲜用或晒干。用时洗净，切碎。

▶**性味功效** 辛、微苦，微寒。散瘀消肿，清热利湿，祛风止痛。

▶**用量**　15～30 g。

▶**禁忌**　孕妇慎用。

▶**验方**　1. 跌打肿痛：①鲜连钱草适量。捣烂，先擦后敷患处或加酒炒热敷患处。②鲜连钱草120 g，鲜车前草100 g。共捣烂，加酒炒热敷患处。③鲜连钱草、鲜鹅不食草各60 g。共捣烂，绞汁冲热米酒温服。④连钱草30 g，甜酒、清水各半煎后，加糖适量调服，药渣捣烂，敷患处。⑤连钱草、马兰草（路边菊）各15 g。酒、水各半煎服，药渣捣烂，敷患处。

2. 跌打扭伤：①鲜连钱草、鲜小驳骨、鲜鹅不食草各等量。共捣烂，加酒炒热敷患处。②鲜连钱草、鲜大驳骨、鲜小驳骨各适量。共捣烂，炒干加酒蒸沸，先擦后敷患处。

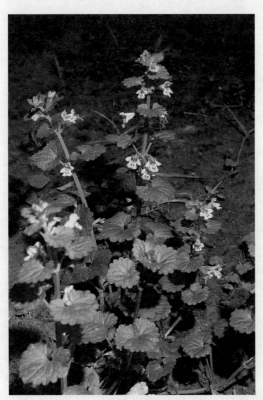

3. 关节扭伤：①鲜连钱草、鲜榕树叶、鲜小驳骨、鲜大驳骨、鲜鹅不食草各适量。共捣烂，加酒炒热敷患处。②连钱草、博落回叶（有毒，忌内服）、米念芭叶各30 g，榕树叶15 g。共研粉，用时以米双酒调药粉适量加温敷患处，每日1次。③鲜连钱草适量。捣烂，敷患处，每日1次。

扭肚藤叶（断骨草、接骨藤）

▶**来源** 木犀科植物扭肚藤 *Jasminum elongatum*（Bergius）Willd. 的叶或嫩枝叶。

▶**形态** 常绿藤状灌木。嫩枝圆柱形，有短柔毛。单叶对生；叶片卵形、狭卵形或卵状披针形，长1.5～11 cm，宽2～5.5 cm，边缘全缘，两面有短柔毛或除下面叶脉有毛外，其余近无毛，侧脉3～4对；叶柄长2～5 mm，有毛。花白色；聚伞花序生于枝顶或叶腋；花序基部的苞片线形或卵披针形，长1～5 mm；花萼裂片6～8片，裂片边缘有毛；花冠高脚碟状，花冠管长2～3 cm，直径1～2 mm，6～8裂，裂片披针形；雄蕊2枚，内藏。果实长圆形或卵圆形，长约1 cm，直径约0.7 cm，双生或单生，成熟时蓝黑色。花、果期4月至次年2月。

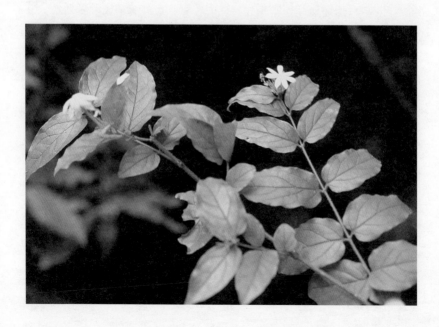

▶**生境分布**　生于山坡、沟边、路边、林边、沙地、灌木丛中。分布于我国广东、广西、海南、云南等省（区）；越南、缅甸也有分布。

▶**采收加工**　全年可采，鲜用或晒干。用时洗净，切碎。

▶**性味功效**　微苦，凉。散瘀止痛，接骨，消肿，清湿热。

▶**用量**　5～30 g。

▶**验方**　1. 骨折：①鲜扭肚藤叶适量。捣烂，加酒炒，骨折复位后热敷，包扎固定，每日换药1次。②鲜扭肚藤叶、鲜小驳骨、鲜大驳骨、鲜朱砂根、鲜骨碎补、鲜水泽兰各等量，鲜了哥王叶、鲜罗裙带叶（或水蕉叶）各半量。共捣烂，加酒炒热，骨折复位固定后，敷患处，每日1次，每剂药可敷3日。

2. 跌打肿痛：鲜扭肚藤叶、鲜鹅不食草、生（或鲜）栀子各适量。共捣烂，加酒炒热敷患处；或上药（干药）共研细粉，加酒调匀敷患处；同时取扭肚藤叶30 g，水煎，冲少量米酒服。

3. 跌打损伤：鲜扭肚藤叶、鲜毛冬青叶、鲜小蜡树叶各适量。共捣烂，敷患处；同时取以上3味药（干品）各1 g，水煎服或冲米酒少量服。

状 元 红（龙丹花、红龙船花）

▶**来源**　马鞭草科植物桐 *Clerodendrum japonicum*（Thunb.）Sweet 的全株。

▶**形态**　直立灌木。嫩枝四方形，有短柔毛，老枝近无毛。单叶对生，宽卵圆形，长8～35 cm，宽6～27 cm，先端尖，基部心形，边缘有锯齿，上面有疏伏毛，下面密布黄褐色盾状腺体。花鲜红色；二歧聚伞圆锥花序生于枝顶；花萼红色，长1～1.5 cm，5深裂；花冠管长1.5～2 cm，5裂；雄蕊5枚，比花冠管长3倍。果实椭圆状球形，蓝黑色，由宿存的花萼包围。花、果期5～11月。

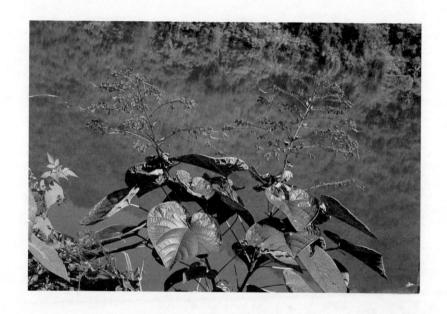

▶**生境分布**　生于山谷、山脚、林边、溪边、路边、村边灌木丛中或栽培。分布于我国江苏、浙江、江西、福建、台湾、湖南、广东、广西、海南、四川、贵州、云南等省（区）；中南半岛及印度、不丹、孟加拉国、马来西亚、日本也有分布。

▶**采收加工**　全年可采，鲜用或晒干。用时洗净，切碎。

▶**性味功效**　苦，平；有小毒。消肿散瘀，祛风利湿。

▶**用量**　10～15 g。

▶**验方**　1. 脱臼肿痛：状元红茎叶、樟树叶各适量。水煎洗患处。

2. 跌打瘀积：①鲜状元红茎叶200 g，鲜苦胆草（紫背金盘）150 g，鲜鹅不食草100 g，鲜水泽兰120 g。共捣烂，加酒炒热敷患处。②状元红根、鹅不食草、莪术各15 g。水煎服；药渣再加状元红鲜叶适量，共捣烂，加酒炒热敷患处。③状元红根150 g，两面针根10 g。共用米酒1 kg浸泡10日后用，每次服15 ml，每日服2次，同时取药酒擦患处。④鲜状元红叶、鲜韭菜根各100 g，鲜鹅不食草、鲜酢浆草各50 g。共捣烂，加酒炒热敷患处。

岗 梅（秤星树、天星木）

▶**来源** 冬青科植物梅叶冬青 *Ilex asprella*（Hook. f. et Arn.）Champ. ex Benth. 的叶、根。

▶**形态** 落叶灌木，高1～2 m。根粗壮，外皮黄白色，切断面白色。嫩枝无毛；老枝紫黑色，表面有灰白色细点。单叶互生；叶片膜质，卵形或卵状椭圆形，长3～6 cm，宽1.5～2.5 cm，先端长渐尖，边缘有锯齿，两面无毛或上面叶脉略有微毛。花白色；雌雄异株；雄花单朵或2～3朵簇生于叶腋；花萼4～5裂，裂片边缘有毛；花瓣4～5片，仅基部合生；雄蕊4～5枚；雌花单朵生于叶腋；花梗长约2 cm。果实球形，直径6～8 mm，有长柄，成熟时黑色，下垂，顶端有宿存花柱。花、果期4～8月。

▶**生境分布** 生于山坡、山脚、沟边、路边、疏林下、灌木丛中。分布于我国江苏、浙江、江西、安徽、湖北、湖南、福建、台湾、广东、广西、海南等省（区）；越南、菲律宾也有分布。

▶**采收加工** 全年采根，夏、秋季采叶，根趁鲜切片，鲜用或晒干。用时洗净，分别切碎。

▶**性味功效** 苦、微甘，凉。散瘀活络，消肿止痛，生津止渴，清热解毒。

▶**用量** 15～30 g。

▶**验方** 1. 跌打瘀肿：①岗梅根30 g，汉桃叶、三叉苦根各15 g。水煎服。②岗梅根（或毛冬青根）100 g。水煎，待冷，取药液1碗，每日分3次服，余下药液涂或敷患处，每日6～7次。

2. 跌打损伤：①鲜岗梅叶、鲜鹅不食草、鲜韭菜根、鲜墨旱莲、鲜酢浆草（或红花酢浆草）各等量。共捣烂，加酒炒热敷患处。②鲜

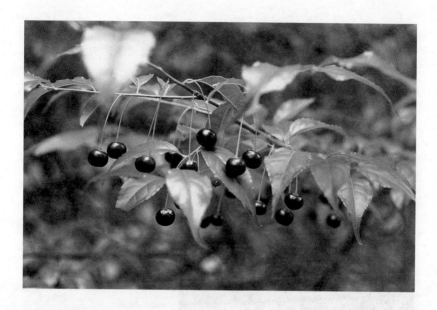

岗梅叶、鲜大驳骨叶、鲜小驳骨叶、鲜水泽兰叶、鲜乌药叶、鲜积雪草、鲜水蕉叶（或鲜罗裙带叶）、鲜苦楝嫩叶各等量。共捣烂，加酒炒热敷患处。③鲜岗梅根140 g。水煎服；另取鲜岗梅嫩叶适量，共捣烂，敷患处。

　　3. 关节扭伤：鲜岗梅叶（或鲜毛冬青叶）、鲜鹅不食草、鲜墨旱莲、鲜连钱草、鲜九里香叶（或鲜广西九里香叶）、生姜各等量。共捣烂，加酒调匀敷患处。

苦楝嫩叶（苦楝树叶）

▶来源　楝科植物苦楝 *Melia azedarach* L. 的嫩叶。

▶形态　落叶乔木，一般高10 m。树皮紫褐色或灰褐色，纵裂。嫩枝有星状毛，老枝无毛，有灰白色小点。叶互生，二至三回羽状复叶，有多数小叶；小叶片卵形、椭圆形或披针形，长3～7 cm，宽2～

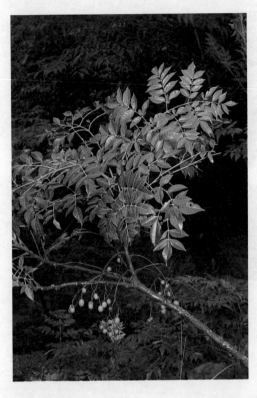

3 cm，边缘有锯齿，两面均无毛，嫩芽和嫩叶密生星状短柔毛。花紫色或淡紫色；圆锥花序生于叶腋；花瓣5片，倒卵状匙形，长约1 cm，内面无毛或稍有短毛，外面有短柔毛；雄蕊10枚，花丝合生成筒状，顶端有裂齿，花药生于裂齿间。核果卵圆形，长约2 cm，直径约1.5 cm，成熟时淡黄色，内有种子1粒。花、果期春、秋季。

▶**生境分布** 生于旷野、林边、路边、低山坡、沟边、疏林下或栽培。分布于我国陕西、甘肃、青海、山西、河北、河南、山东、江苏、浙江、江西、安徽、福建、台湾、湖北、湖南、广东、广西、海南、四川、贵州、云南、西藏等省（区）；亚洲热带、亚热带其他地区也有分布。

▶**采收加工** 夏、秋季采，一般鲜用。用时洗净，切碎。

▶**性味功效** 苦，寒；有小毒。清热除湿，消肿，止痛，散瘀，止血。

▶**用量** 5～10 g。

▶**验方** 1. 跌打肿痛：鲜苦楝嫩叶适量，捣烂，与盐卤水共煎煮，敷患处；或与生盐捣烂，炒热敷患处。

2. 扭伤：①鲜苦楝嫩叶、鲜松树嫩叶各15 g，鲜小驳骨叶（或鲜大驳骨叶）、鲜穿破石根皮、鲜两面针根皮各30 g。共捣烂，加米酒炒热，先熨擦后敷患处。②鲜苦楝嫩叶、鲜小驳骨叶（或鲜大驳骨叶）、鲜三叉苦叶、鲜艾叶、鲜鹅不食草、鲜韭菜根各适量。共捣烂，加酒炒热敷患处。

岭南花椒根（搜山虎）

▶**来源**　芸香科植物岭南花椒 *Zanthoxylum austrosinense* Huang 的根或根皮、树皮。

▶**形态**　落叶灌木，高1～2 m。根粗壮，根皮黄色或土黄色，味苦麻辣而有香气。嫩枝无毛，嫩枝和茎有锐刺。叶互生；单数羽状复叶，有小叶5～11片；叶轴红色无翅；小叶片披针形，长6～11 cm，宽3～5 cm，先端尖，基部偏斜，边缘有锯齿，两面均无毛，对光可见许多油点，揉之有辛香气，干后叶片红棕色或暗紫黑色，油点则呈暗红褐色或褐黑色；叶柄和小叶片的中脉两面均有刺。花白色；杂性同株；聚伞圆锥花序常生

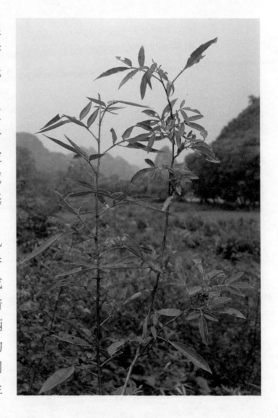

于侧枝顶端；花被片7～9片；两性花雄蕊3～4枚；心皮4个；雄花雄蕊6～8枚；雌花心皮3～4个。果成熟时暗紫红色，有少数油点；果梗长约1 cm或更长，暗紫红色。花、果期3～9月。

▶**生境分布**　生于石灰岩山的山脚或山坡灌丛中，土山少见生长。分布于江西、福建、湖南、广东、广西等省（区）。

▶**采收加工**　全年可采，切片，鲜用或晒干。用时洗净，切碎。

▶**性味功效**　辛、麻，温；有小毒。散瘀消肿，行气镇痛，祛风解表。

▶**用量**　3～10 g。

▶**验方**　1. 跌打肿痛：鲜岭南花椒根皮及树皮、鲜黑血藤各适量。共捣烂，加酒炒热敷患处。

2. 扭伤、挫伤：鲜岭南花椒树皮（或叶）、鲜鹅不食草各30 g，鲜韭菜根、鲜桃树根皮各60 g，鲜连钱草120 g。共捣烂，敷患处，隔日换药1次；同时取千斤拔根、算盘子根各15 g，岭南花椒茎10 g，水煎服。

3. 跌打损伤：①鲜岭南花椒根120 g，白酒250 ml。浸10日后用，取药液擦患处。②岭南花椒根10 g。水煎，黄酒适量冲服。

肿 节 风（九节茶、山鸡茶）

▶**来源**　金粟兰科植物草珊瑚 *Sarcandra glabra*（Thunb.）Nakai 的根或叶。

▶**形态**　常绿半灌木。全株无毛。根茎粗短，须根多数，味香辣。茎及枝的节膨大。单叶对生；叶片革质，椭圆形、卵形或卵状披针形，长6～13 cm，宽2～6 cm，边缘有锯齿，齿尖有腺体。花小，黄绿色；穗状花序生于枝顶；花被缺；雄蕊1枚，棒状或圆柱状，花药2室，生于药隔上部之两侧，药室比药隔短；无花柱，柱头近头状。果实球形，成熟时红色。花、果期6～10月。

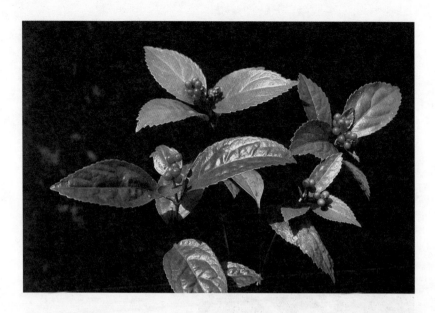

▶**生境分布** 生于沟边、山谷、山坡林下阴湿处。分布于我国浙江、江西、安徽、福建、台湾、广东、广西、海南、湖南、四川、贵州、云南等省（区）；越南、柬埔寨、印度、斯里兰卡、菲律宾、马来西亚也有分布。

▶**采收加工** 根冬季采，叶夏、秋季采，趁鲜切片，鲜用或晒干。用时洗净。

▶**性味功效** 苦、辛，微温。活血散瘀，消肿止痛，接骨。

▶**用量** 根10～15 g；叶15～30 g。

▶**验方** 1.跌打损伤：①鲜肿节风根15～60 g。酒、水各半炖服；同时取鲜肿节风叶适量，捣烂，调黄酒敷患处。②鲜肿节风叶适量，捣烂取汁擦患处，药渣再敷患处。③肿节风根120 g，白酒500 ml浸7日可用，每次服15～30 ml，每日2次。同时取鲜肿节风叶适量，甜酒少许，共捣烂，敷患处。

2.骨折：①鲜肿节风根、鲜一枝黄花全草、鲜黑老虎根皮、鲜油茶根皮、鲜朱砂根、鲜小驳骨各适量，活小鸡仔1只。共捣烂，骨折复位后，敷患处。②鲜肿节风根、鲜羊耳菊根或根皮、鲜小驳骨各60 g，鲜油茶根皮100 g，活螃蟹3只，酒糟适量。共捣烂，骨折复位后，敷患处，24小时后将药除去。

3. 跌打肿痛（无伤口）：鲜肿节风根、鲜朱砂根、鲜威灵仙根、鲜鹅不食草、老生姜各适量。共捣烂，加酒炒热敷患处。

油茶根皮

▶**来源** 山茶科植物油茶 *Camellia oleifera* Abel 的根皮。

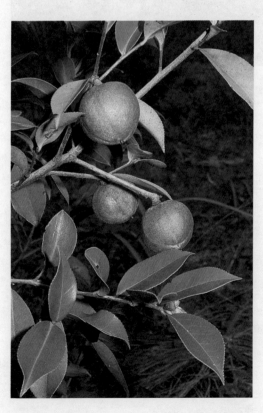

▶**形态** 常绿灌木，高3～5 m。树皮茶褐色。根皮淡褐色。嫩枝有粗毛。单叶互生；叶片革质，椭圆形、长圆形或倒卵形，长5～7 cm，宽2～4 cm，边缘有锯齿，上面仅中脉有毛，下面无毛或中脉有长毛。花白色，单朵生于枝顶，近于无柄；苞片和萼片共约10片，背面有绢毛，花开后绢毛脱落；花瓣5～7片，倒卵形，长2.5～3 cm，宽1～2 cm，基部略连生，背面有毛；雄蕊多数，长1～1.5 cm，花丝无毛；子房有毛。蒴果球形或卵圆形，略扁，直径2~4 cm，3室，每室有种子1粒；果皮厚3~5 mm。花、果期冬、春季。

▶生境分布　栽培，多栽培于荒坡。分布于长江流域及其以南各省（区）。

▶采收加工　全年可采，鲜用或晒干。用时洗净，切碎。

▶性味功效　苦，微温。散瘀消肿。

▶用量　30~50 g。

▶验方　1. 骨折：①鲜油茶根皮100 g，鲜肿节风根皮、鲜羊耳菊根皮、鲜白棠子树根皮各60 g，活螃蟹3只，酒糟适量。共捣烂，骨折复位后，敷患处，24小时后将药除去。②鲜油茶根皮、鲜大驳骨叶、鲜羊耳菊根皮、鲜肿节风根皮、鲜菜豆树根皮各适量，活小鸡仔1只。共捣烂，加酒炒热，骨折复位后，敷患处。③鲜油茶根皮、鲜朱砂根根皮、鲜黑老虎根皮、鲜肿节风根皮、鲜小驳骨、鲜一枝黄花各适量，活小鸡仔1只。捣烂，骨折复位后，敷患处。

2. 跌打肿痛：鲜油茶根皮、鲜栀子根皮、鲜鹅不食草、鲜酢浆草各适量。共捣烂，加酒炒热敷患处。

郎伞木根（大罗伞）

▶来源　紫金牛科植物郎伞木 *Ardisia ele gans* Andr. 的根或根皮。

▶形态　常绿灌木。根粗壮，表面淡棕褐色，切断面黄白色，有紫红色小点。嫩枝无毛。单叶互生；叶片椭圆状披针形或倒披针形，长9~15 cm，宽2.5~4 cm，顶端急尖，基部狭，边缘有粗圆齿或近全缘，齿间有腺点，两面均无毛；叶柄长1~1.5 cm。花通常粉红色，少有红色或白色；复伞形花序或伞形花序组成圆锥花序，生于30~50 cm长的侧生特殊花枝顶端，无毛；花瓣5片，基部合生，无毛、无腺点；雄蕊5枚。果实球形，直径约1 cm，成熟时红色，有腺点。花、果期7~12月。

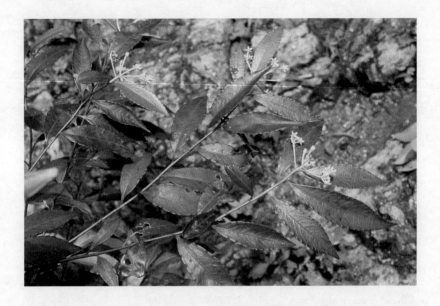

▶**生境分布**　生于湿润的山谷、沟边、林边、路边疏林下或向阳处。分布于我国广东、广西、海南等省（区）；越南也有分布。

▶**采收加工**　全年可采，趁鲜切片，鲜用或晒干。用时洗净，切碎。

▶**性味功效**　苦、辛，平。活血散瘀，消肿止痛。

▶**用量**　15～30 g。

▶**禁忌**　孕妇慎服。

▶**验方**　1.跌打损伤：①鲜郎伞木根皮15 g。捣烂，水煎，加米酒1杯擂汁，去渣，加白糖30 g调匀，用开水冲服。②鲜郎伞木根30 g，酒、水各半煎服；同时取鲜郎伞木根皮、老姜、葱头（带须根）各适量，共捣烂，用布包加热，先推擦患处后敷患处。③郎伞木根、乌药、香附、骨碎补、石菖蒲、桂枝各3 g。共研细粉，用米酒适量冲服。

2.扭伤：①郎伞木根、盐肤木根各100 g，酢浆草、火炭母各60 g，两面针根30 g。共研细粉，用醋或用30%酒精适量调匀，敷患处，每日1次。②鲜郎伞木根皮、鲜朱砂根各200 g，鲜小驳骨、鲜韭菜根、鲜三加皮叶各120 g，鲜两面针根皮60 g，鲜香附、鲜三叉苦叶各30 g。捣烂，加酒调匀敷患处。

3．跌打肿痛：①鲜郎伞木根皮、鲜大驳骨叶、鲜小驳骨叶各15 g，生栀子30 g，鲜韭菜根12 g，鲜酢浆草（或鲜红花酢浆草）10 g。捣烂，加酒炒热敷患处。②郎伞木根、红花、桃仁、归尾、血竭（或龙血竭）、土鳖虫各10 g。水煎，冲米酒适量服。

茜 草 根

▶**来源**　茜草科植物多花茜草 *Rubia wallichiana* Decne. 的根及根茎。

▶**形态**　多年生蔓性草本。根细长圆柱形，外皮紫红色或橙红色，内皮红色，须根和根茎也是红色。茎四棱形，棱上有乳突状倒生短刺。单叶，通常4片轮生；叶片披针形，少有卵状披针形，长2～7 cm，宽0.5～2.5 cm，先端尖，基部心形或近圆形，边缘有小齿状刺毛，上面无毛或粗糙，下面无毛，中脉有小刺；叶柄长1～6 cm，有倒生刺；托叶叶状。花白色、黄绿色或紫红色；圆锥花序生于叶腋或枝顶；总花梗四棱形，近无毛；

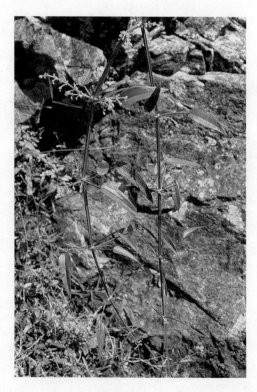

花冠5裂；雄蕊5枚。果实球形，直径约4 mm，单生或双生，成熟时黑色或紫黑色。花、果期秋、冬季。

▶**生境分布**　生于林边、沟边、路边、灌丛中。分布于江西、湖南、广东、广西、海南、四川、云南等省（区）。

▶**采收加工**　秋季采，晒干或鲜用。用时洗净，切碎。

▶**性味功效**　微苦，凉。活血散瘀，消肿止痛，凉血，通经。

▶**用量**　10～15 g。

▶**验方**　1. 跌打损伤：①茜草根15 g，赤芍30 g，红花10 g。水煎服。②茜草根、南五味子根各10 g。水煎，加甜酒适量调服。③茜草根15 g，水、酒各半煎服；同时取鲜茜草根适量，捣烂，敷患处。④茜草根、当归、桃仁、红花、鸭脚艾各10 g。水煎服。⑤鲜茜草根30～60 g。水煎，黄酒适量冲服。

2. 关节扭伤或挫伤：茜草根、黄柏各10 g。共研细粉，开水调匀敷患处，每日1次。

3. 跌打肿痛：鲜茜草根60 g，水煎服或调米酒服；另取鲜茜草茎叶适量，捣烂，调酒敷患处。

4. 跌打吐血：茜草根、藕节、白茅花（白茅的花）、伏龙肝各6 g，归尾、蒲黄各10 g，百草霜3 g。水煎服。

胡枝子根（把天门、三妹木）

▶**来源**　豆科（或蝶形花科）植物美丽胡枝子 *Lespedeza formosa* （Vog.）Koehne的根或根皮。

▶**形态**　直立灌木，高1～2 m。根粗壮，外皮棕褐色。嫩枝有疏柔毛。叶互生，羽状复叶，有小叶3片；小叶片椭圆形、长圆状椭圆形或卵形，长2.5～4 cm，宽1～2 cm，边缘全缘，两面均有短柔毛；托叶有毛；无小托叶。花紫红色，长1～1.5 cm；总状花序生于叶腋，或组成圆锥花序生于枝顶；花萼5深裂，裂片长为萼筒长的2～4倍，外面有短柔毛；花冠蝶形；雄蕊10枚，其中9枚花丝合生。荚果倒卵形或倒卵状长圆形，长约8 mm，宽约4 mm，表面有网状纹和疏柔毛。花、果期7～10月。

▶**生境分布** 生于向阳山坡、山谷、林边、路边、草丛中、灌木丛中。分布于我国陕西、甘肃、河北、河南、山东、江苏、浙江、江西、安徽、福建、台湾、湖北、湖南、广东、广西、海南、贵州、云南等省（区）；印度、朝鲜、日本也有分布。

▶**采收加工** 全年可采，趁鲜切片，鲜用或晒干。用时洗净，切碎。

▶**性味功效** 苦、涩，平。活血散瘀，消肿止痛。

▶**用量** 15～30 g。

▶**验方** 1. 跌打肿痛：①鲜胡枝子根皮、鲜榕树皮、鲜少花海桐根皮、鲜水泽兰叶各适量。共捣烂，加酒炒热敷患处，每日早、晚各敷1次。②胡枝子根、鹰不扑根、飞龙掌血根、少花海桐根、两面针根各60 g。共用米三花酒1.5 kg浸泡15日后用，每次15 ml，每日服2次，并用药酒擦患处。

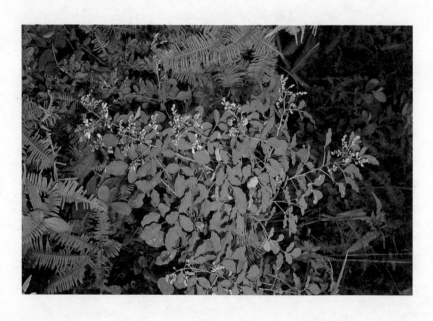

2. 胸胁扭伤：胡枝子根60 g。水煎，冲白糖少许，每日分2次服，每日1剂，重者每日2剂。

3. 骨折：鲜胡枝子根皮、鲜黑老虎根皮、鲜朱砂根皮、鲜鸭脚木叶（或鲜大鸭脚木叶）、鲜红穿破石根皮（翼核果根皮）、鲜两面针叶、鲜三叉苦叶、鲜水泽兰叶、鲜天胡荽、鲜毛杜仲藤叶各适量。共捣烂，用开水（2/3）、酒（1/3）调匀煮热，骨折复位后敷患处。

4. 扭伤、脱臼、骨折：鲜胡枝子根适量。加酒糟捣烂，敷患处；或鲜胡枝子根二层皮、鲜朱砂根各等量。共捣烂，加黄酒炒热敷患处；若脱臼、骨折者，应先复位后敷药。

南五味子根（红木香、五香血藤）

▶来源　五味子科（或木兰科）植物南五味子 *Kadsura longipedunculata* Finet et Gagnep. 的根或根皮。

▶形态　常绿木质藤本。根圆柱形，表面紫褐色，切断面红色微有香气。嫩茎无毛，老茎灰色或灰棕色。单叶互生；叶片长圆状披针形或倒卵状披针形，长5～13 cm，宽2～6 cm，先端尖，基部狭，边缘有疏齿，偶为全缘，两面均无毛，上面有淡褐色透明腺点；叶柄无毛。花黄色；雌雄异株；单朵生于叶腋；花被片8～17片；雄花的花托椭圆体形，顶端伸长呈圆柱状，但不凸出雄蕊群之外；雄蕊多数，集合为头状；雌花的心皮多数，集合为球状。聚合果球形，直径1.5～3.5 cm；小浆果倒卵圆形，外果皮薄革质，成熟时紫红色，干时显出种子；果梗长3～17 cm。花、果期6～12月。

▶生境分布　生于山坡林边、林中、沟谷灌丛中。分布于江苏、浙江、江西、安徽、福建、湖北、湖南、广东、广西、四川、云南等省（区）。

▶采收加工　全年可采，趁鲜切片，鲜用或晒干。用时洗净，切碎。

▶性味功效　辛、微苦，温。散瘀消肿，行气止痛，祛风活血。

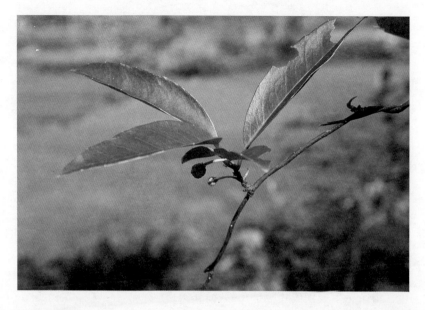

▶用量　10～15 g。

▶禁忌　孕妇慎用。

▶验方　1. 跌打损伤：①南五味子根60 g，大罗伞（百两金）根皮30 g。共研细粉，每次服3 g，每日服1次，用温甜酒或白糖水调服；同时用酒调药粉适量敷患处。②南五味子根皮100 g。研细粉，每次服3～10 g，每日服1次，米酒送服；同时用酒调药粉适量敷患处。③鲜南五味子根、鲜连钱草、鲜两面针根各30 g，樟脑粉3 g。共捣烂，加酒炒热敷患处。

2. 骨折肿痛：南五味子根、骨碎补各30 g，两面针根3 g。水煎温服。

3. 扭挫伤：鲜南五味子根、鲜羊耳菊根、鲜竹叶花椒根、鲜水泽兰、鲜山蒌各适量。共捣烂，加酒炒热敷患处。

4. 骨折、脱臼：鲜南五味子根皮、鲜肿节风根皮各1份，鲜黑老虎根皮2份，活公鸡（重约500 g）1只。先将活公鸡捣碎，加酒炒热（如粉碎性骨折加入鲜骨碎补适量与公鸡共捣碎），骨折、脱臼复位后，敷患处，3小时后取出；再将前3味草药捣烂（如腰骨骨折加活螃蟹数只共捣烂），加酒炒热敷患处，敷12日后停敷药，停药后3日解除固定的夹板。

栀 子（山栀子、黄栀子）

▶**来源**　茜草科植物栀子 *Gardenia jasminoides* Ellis的果实（栀子）、根（栀子根）。

▶**形态**　常绿灌木。根粗壮，淡黄色。枝圆柱形，无毛。单叶对生或3叶轮生；叶片长圆形或长圆状披针形，有时倒卵状长圆形，长4～10 cm，宽2～4 cm，边缘全缘，两面均无毛；叶柄长2～4 mm；托叶膜质，基部合生成筒状，包围小枝。花初开时白色，后渐变乳黄色，单朵生于枝顶或叶腋；花萼管长0.8～1 cm，有纵棱，5～6裂，裂片长1～2 cm；花冠管长3～4 cm，5～6裂，裂片长2～3 cm；雄蕊5枚，内藏；柱头棒状，长约1 cm。果实卵形或长圆形，长2～4 cm，直径1.5～2 cm，有翅状纵棱5～9条，顶端有宿存的萼裂片，成熟时黄色。种子多数，集结成团，外有黄色黏状物。花、果期春至秋季。

▶**生境分布**　生于山坡疏林下、灌丛中或栽培。分布于我国长江流域及其以南各省（区）；越南、日本也有分布。

▶**采收加工**　果秋季采，鲜用或沸水略烫后晒干。根全年可采，趁鲜切片，鲜用或晒干。用时洗净。

▶**性味功效**　苦，寒。治跌打，消肿痛，清热泻火，凉血止血。

▶**用量**　果：6～10 g；根：15～30 g。

▶**禁忌**　脾胃虚寒者忌服。孕妇忌服。

▶**验方**　1. 跌打肿痛：①生栀子适量。研粉，调凡士林敷患处。②生栀子60 g，薄荷、面粉各15 g，共研粉，同鸡蛋清或酒或韭菜调敷患处。

2. 扭伤：①鲜栀子炒焦研粉30 g，面粉、生姜各适量。捣烂，

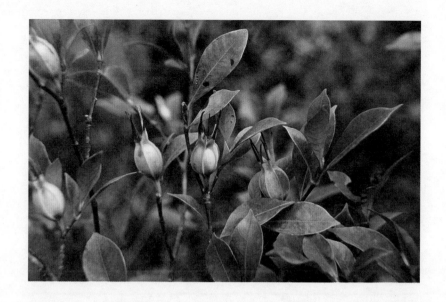

调热酒敷患处。②鲜栀子2份，红花、桃仁各1份。共捣烂，加适量面粉、鸡蛋清、米醋调匀，敷患处。③生栀子、莪术各等量。共研细粉，用黄酒调匀敷患处，每日1次。④生栀子、桃仁各适量，红曲粉适量。共捣烂研粉，用水、酒各半调成糊状敷患处，每日1次。⑤生栀子、鲜天南星、面粉各等量。酌加酒糟同捣烂，敷患处。

3. 跌打内伤、瘀血肿痛：栀子根、鹅不食草、香附、汉桃叶、藕节、肿节风各150 g，骨碎补100 g，穿心草60 g。共研细粉，炼蜜为丸，每丸重10 g，每次服1丸，每日服2次，开水或米酒送服。

4. 跌打损伤：①生栀子60 g，鲜柑橘树树叶、鲜香附子、鲜姜黄各30 g，草乌、川乌各15 g。共捣烂，加酒、面粉适量调匀敷患处。本方的草乌、川乌有剧毒，只作外敷用，忌内服。②生栀子、鹅不食草、姜黄、颠茄各等量。用95%酒精浸泡过药面10日后用，取药酒稀释1倍擦患处，每日3次。③生栀子30 g，天花粉、大黄各20 g，红花15 g。共研细粉，加面粉80 g调匀，冲鸡蛋清搅拌，以湿为度，敷患处，隔日换药1次。④生栀子、红花、土鳖虫、面粉各适量。共研细粉，加白酒调成糊状敷患处，每日1次。⑤生栀子、桃仁各适量。共捣烂，用白酒调成糊状敷患处。

5. 跌打、大小便不通：生栀子、生大黄、木通、茯苓各15 g，生地黄、归尾各12 g，乳香、没药、泽兰各6 g，苏木8 g。酒、水各半煎服。

韭 菜（扁菜）

▶**来源** 石蒜科（或百合科）植物韭 *Allium tuberosum* Rottle. ex Spreng. 的鳞茎（韭菜根）、全株（韭菜）。

▶**形态** 多年生草本。揉之有葱、蒜气味。根状茎倾斜横生；鳞茎近圆柱形，1～3个簇生，鳞茎外皮破裂成网状纤维。叶基生，4～5片1束；叶片条形，扁平，实心，肉质，长15～30 cm，宽2～4 mm，边缘平滑。花白色或带粉红晕；伞形花序近球形，生于花茎顶端；花茎圆柱状有2纵棱，高25～50 cm；小花梗比花被片长2～4倍，基部有小苞片；花被片6片，长4～7 mm，宽2～3.5 mm；雄蕊6枚。蒴果倒心形。种子黑色，表面有网纹。花、果期7～9月。

▶**生境分布** 栽培植物。中国各地有栽培，世界各地也有栽培。

▶**采收加工** 夏、秋季采鳞茎，全年采全株，一般鲜用。用时分别洗净。

▶**性味功效** 微辛，温。散瘀活血，消肿止痛。

▶**用量** 60～150 g。

▶**验方** 1. 关节扭伤：鲜韭菜120 g，切碎。另取樟脑3 g，溶于松节油2 ml和酒精4 ml内，再与切碎的韭菜均匀混合，敷患处，每日换1次。

2. 扭伤：①鲜韭菜根、鲜樟树叶、鲜鹅不食草、鲜小驳骨各适量。共捣烂，加酒炒热敷患处。②鲜韭菜根、鲜酢浆草各等量。共捣烂，敷患处。

3．跌打损伤：①鲜韭菜根、甜酒糟各适量。共捣烂，敷患处。②鲜韭菜、鲜葱头（连须根）、生姜各适量。共捣烂，加酒炒热敷患处。③鲜韭菜根、鲜鹅不食草、鲜连钱草、鲜一枝黄花、鲜小蜡树叶各适量。共捣烂，加酒蒸热，药渣敷患处，每日2次，内服少量药汁。

4．跌打损伤吐血：鲜韭菜捣烂绞汁1杯，童子尿1杯。混合均匀，调冰糖适量，炖温服。

5．跌打内伤疼痛：鲜韭菜120 g。捣烂绞汁，冲米酒适量，炖温服。

6．跌打肿痛：鲜韭菜根、鲜狗肝菜各60 g，鲜鹅不食草、鲜酢浆草（或鲜红花酢浆草）各30 g。共捣烂，加酒炒热敷患处。

7．扭挫伤：鲜韭菜根、鲜鹅不食草、鲜乌桕叶（或鲜红乌桕叶）各适量。共捣烂，敷患处。

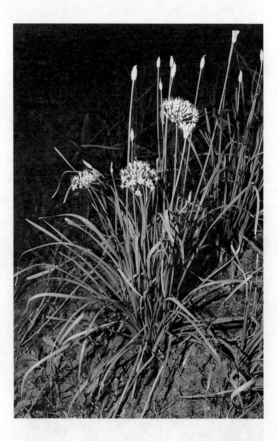

骨 碎 补（猴子姜）

▶来源　槲蕨科（或水龙骨科）植物槲蕨 *Drynaria fortunei*（Kunze）J. Smith的根状茎。

▶形态　附生草本。根状茎长而横走，肥厚肉质如生姜状，密生棕黄色或金黄色线形鳞片，鳞片边缘有长流苏。叶二型；不生孢子的叶红棕色，生于孢子叶的基部，无柄，阔卵形，长5～7 cm，宽3～6 cm，先端尖，基部心形，边缘羽状浅裂，两面均无毛，叶脉明显；孢子叶绿色，长圆形，长25～40 cm，宽14～18 cm，羽状深裂，裂片7～13对，披针形，长7～9 cm，宽2～3 cm，两面均无毛；叶柄有翅。孢子囊群圆形，沿中肋两侧各2～4行，无囊群盖。孢子期夏、秋季。

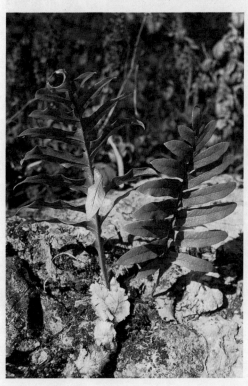

▶生境分布　附生于岩石上、树干上或墙上。分布于我国浙江、江西、福建、台湾、湖北、湖南、广东、广西、海南、四川、贵州、云南等省（区）；越南、老挝也有分布。

▶采收加工　全年可采，除去鳞片状毛，鲜用或切片蒸熟后晒干。用时洗净，切碎。

▶**性味功效**　甘、苦，温。治跌打，祛风湿，活血止痛，补肾续骨。

▶**用量**　10～15 g。

▶**验方**　1. 跌打损伤：①鲜骨碎补、鲜栀子、鲜朱砂根、鲜韭菜根、鲜酢浆草（或鲜红花酢浆草）各适量。共捣烂，加酒炒热敷患处。②鲜骨碎补60 g。酒、水各半煎服，药渣捣烂，敷患处。③骨碎补、红花、当归、没药、白及各10 g。水煎服。

2. 跌打肿痛：骨碎补、桃仁、杏仁各10 g，细辛、韭菜子、白芥子、乳香、没药、赤芍各6 g，川芎1.5 g。水煎服。

3. 扭伤：鲜骨碎补、鲜鹅不食草、鲜酢浆草各适量。加米酒、白糖各少量，共捣烂，敷患处。

4. 骨折：①骨碎补、大黄、生石膏各30 g，红花、茜草、自然铜、磁石、土鳖（土鳖虫）各10 g，樟脑15 g。共研细粉，骨折复位后，用桐油调匀敷患处，每隔3日换药1次。②鲜骨碎补、鲜榕树叶、鲜小驳骨、鲜韭菜根各适量。共捣烂，骨折复位后，敷患处。③鲜骨碎补、鲜栀子、鲜韭菜根、鲜五加皮、鲜桑白皮、鲜芝麻根、鲜鹅不食草各适量。共捣烂，加酒调匀（或加酒炒热），骨折复位后，敷患处。④鲜骨碎补适量，共捣烂，骨折复位后，敷患处；同时取鲜骨碎补30 g，水煎服。

香　附（香附子、地糕子）

▶**来源**　莎草科植物莎草 *Cyperus rotundus* L. 的块茎。

▶**形态**　多年生直立小草本。地下根状茎细长，顶端有椭圆形、纺锤形或卵圆形的块茎，长1～2 cm，直径0.5～1 cm，外皮紫褐色或暗褐色，质地坚硬，有5～10个环形节，节上生棕色或黑褐色毛状物，切断面白色，有香气。地上茎高10～40 cm，三棱形。单叶基部丛生；叶片狭线形，长5～15 cm，宽2～3 mm，先端尖，基部狭，边缘全缘，两面均无毛，叶鞘棕色。花茶褐色；复穗状花序2～8个，在茎顶

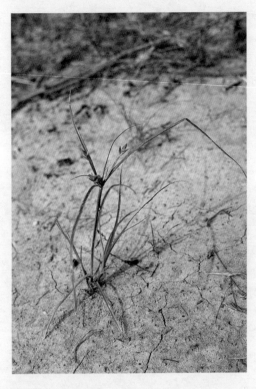

排成伞形，基部有叶状苞片3～6片；小穗线形，稍扁平；鳞片暗血红色，卵形或长圆状卵形；花被缺；雄蕊3枚。果实三棱形，光滑。花、果期5～11月。

▶**生境分布** 生于向阳的平地、荒地、耕地、沟边、路边、园边、草地，常成小片生长。分布于我国陕西、甘肃、山西、河北、河南、山东、江苏、浙江、江西、安徽、福建、台湾、湖北、湖南、广东、广西、海南、四川、贵州、云南等省（区）；世界各地也有分布。

▶**采收加工** 全年可采，鲜用，或火燎去须根，沸水略煮后，晒干。用时洗净，切碎或捣碎。

▶**性味功效** 辛、微苦、微甘、平。散瘀止痛，理气疏肝，解郁调经。

▶**用量** 6～10 g。

▶**禁忌** 孕妇忌服。

▶**验方** 1. 跌打肿痛：①鲜香附30 g。捣烂，加米酒少许调匀炖热服汁，药渣敷患处。②鲜香附、鲜大驳骨各适量。共捣烂，加酒炒热敷患处。

2. 关节扭伤或挫伤疼痛：炒香附15 g，姜黄20 g。共研细粉，每次服3 g，每日服3次，温开水或米酒冲服。

3. 跌打内伤：香附30 g，百草霜（杂草经燃烧后附于灶突、锅底或烟囱内的烟灰，烧煤炉的烟灰不能入药）1.5 g。水煎，冲白糖、米酒各适量服。

4. 跌打损伤：鲜香附适量。捣烂，加酒调匀敷患处。

5. 跌打内伤瘀血肿痛：香附、透骨香（滇白珠全株或根）、汉桃叶、栀子根、鹅不食草、藕节各150 g，骨碎补100 g，两面针根30 g。共研细粉，炼蜜为丸，每丸重10 g，每次服1丸，每日服2次，温开水或米酒送服。

香花崖豆藤（山鸡血藤、鸡血藤）

▶**来源**　豆科（或蝶形花科）植物香花崖豆藤 *Millettia dielsiana* Harms的根及老藤茎。

▶**形态**　藤状灌木。根及老藤茎切断面皮部有少量红色汁液。嫩枝无毛或有微毛。叶互生，单数羽状复叶，有小叶2对；小叶片披针形、长圆形或狭长圆形，长5～15 cm，宽1.5～6 cm，先端锐尖，基部钝圆或圆形，边缘全缘，两面几乎无毛或下面有平伏柔毛；叶轴无毛或有微毛；托叶线形；小托叶钻状。花紫红色；圆锥花序生于枝顶，长达40 cm；总花梗不明显；花序轴有微柔毛；花冠蝶形，长1.2～2.4 cm；旗瓣阔卵形或倒阔卵形，密生银色或锈色绢毛；雄蕊10枚，其中9枚花丝合生。荚果扁平，线形或长圆形，长7～12 cm，宽1.5～2 cm，密生灰色绒毛，后渐变无毛，内有种子3～5粒。种子长圆状凸镜形。花、果期5～11月。

▶**生境分布**　生于山坡、山谷、沟边的林中或林边、路边灌丛中。分布于我国陕西、甘肃、浙江、江西、安徽、福建、湖北、湖南、广东、广西、海南、四川、贵州、云南等省（区）；越南、老挝也有分布。

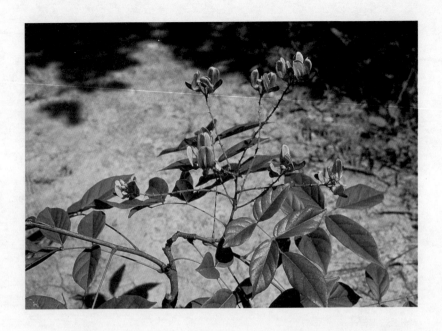

▶**采收加工** 全年可采，趁鲜切片，鲜用或晒干。用时洗净，切碎。

▶**性味功效** 苦、微甘，温。活血，补血，通经络，强筋骨，镇静。

▶**用量** 15～30 g。

▶**验方** 1. 损伤性腰腿痛：香花崖豆藤、九里香（或广西九里香）、三叉苦、毛果巴豆根各100 g，朱砂根500 g，红杜仲（毛杜仲藤或杜仲藤或华南杜仲藤）200 g，半枫樟（檫木根）、豆豉姜、两面针根、过岗龙（榼藤老茎）、光叶海桐根、三加皮各150 g，小驳骨、肿节风根、千斤拔根各60 g，茶油、黄丹各适量。共熬成膏药，贴于患处，每贴用5～7日。

2. 跌打损伤：鲜香花崖豆藤根30～60 g。酒、水各半煎服。

3. 跌打肿痛：香花崖豆藤根、小芸木根各15 g，细辛、四块瓦、水田七（裂果薯的根状茎）各6 g，钩藤10 g，白花丹根3 g。用75%酒精500 ml浸泡15日后用，取药酒擦患处，每日3次。

穿 破 石

▶**来源**　桑科植物葨芝 *Cudrania cochinchinensis*（Lour.）Kudo et Masam. 的根或根皮。

▶**形态**　灌木。折断有乳状汁液。根粗壮，表面橙黄色或黄色，成层脱落，切断面淡红色。根皮和茎皮纤维发达。枝有锐刺，刺长0.5～1.5 cm，有时长达3 cm。单叶互生；叶片倒卵形、椭圆状卵形或倒披针状长圆形，长3～12 cm，宽1.5～5 cm，边缘全缘，两面均无毛，侧脉羽状，纤细，多数，在下面不明显；叶柄长不超过1.6 cm；托叶2枚，侧生而小。花雌雄异株；头状花序单个或2个生于叶腋；雄花：萼片3～5片；雄蕊4枚；雌花：萼片4片。聚花果球形，肉质，直径达5 cm，粉绿色，成熟时黄红色，有毛，味酸甜可食。花、果期夏、秋季。

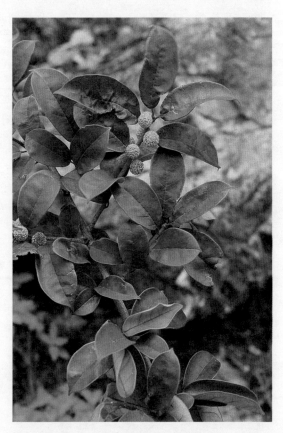

▶**生境分布**　生于村边、路边、山

谷、山坡、林边、沟边、旷野灌丛中或石山上。分布于我国浙江、江西、安徽、福建、湖南、广东、广西、海南、贵州、云南等省（区）；亚洲南部和东南部、非洲东部、澳大利亚也有分布。

▶**采收加工** 夏、秋季采，趁鲜切片，鲜用或晒干。用时洗净，切碎。

▶**性味功效** 淡、微苦，凉。活血散瘀，舒筋活络。

▶**用量** 15～30 g。

▶**禁忌** 孕妇禁用。

▶**验方** 1. 跌打内伤瘀痛：鲜穿破石根皮30 g，黄皮核、鲜柑橘树嫩叶各10 g。共捣烂，冲白糖开水服，或水煎冲白糖服。

2. 骨折，扭伤：①鲜穿破石二层皮、鲜大驳骨、鲜小驳骨、鲜朱砂根、鲜榕树叶、鲜韩信草各适量。共捣烂，加酒炒热敷患处，骨折的先复位固定，再敷药。②鲜穿破石根皮、鲜鸭脚艾、鲜水蕉叶（或罗裙带叶）、鲜了哥王根皮、鲜一点红、鲜鬼画符叶各适量，面粉少许，活小鸡1只（去内脏）。共捣烂，骨折复位后，敷患处，2～3日后换药。换药可单用上方草药捣烂敷，不再用活小鸡。用于治扭伤时不用活小鸡。

3. 扭伤，日久积瘀作痛：穿破石、鸡血藤、朱砂根各30 g，乌药、黑老虎根、五指毛桃根各15 g，两面针根10 g。水煎服。

盐 肤 木（盐霜柏、五倍子树）

▶**来源** 漆树科植物盐肤木 *Rhus chinensis* Mill. 的根、叶。

▶**形态** 落叶灌木或小乔木。嫩枝有锈色柔毛。叶互生，单数羽状复叶，有小叶3～6对，小叶无柄，叶轴有锈色柔毛，两侧通常有叶状狭翅；小叶片卵形、椭圆状卵形或长圆形，长6～12 cm，宽3～7 cm，边缘有粗锯齿，上面中脉有毛或近无毛，下面密生锈色柔毛；叶柄有锈色柔毛。树枝、叶轴或小叶上常有虫瘿（即五倍子）。花白色；圆锥花序生于枝顶；花瓣5片；雄蕊5枚。核果扁球形，直径约5 mm，有柔毛或腺毛，成熟时橙红色或紫红色，外面有一层白霜，生食有咸味。花、果期8～10月。

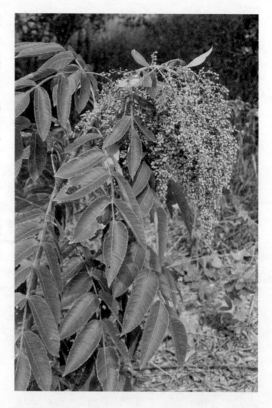

▶**生境分布** 生于山坡、山谷、沟边、路边、林边、旷野疏林或灌丛中。分布于我国陕西、甘肃、青海、山西、宁夏、河北、河南、山东、江苏、浙江、江西、安徽、福建、台湾、湖北、湖南、广东、广西、海南、四川、云南、贵州、西藏等省（区）；中南半岛各国及印度、印度尼西亚、马来西亚、朝鲜、日本也有分布。

▶**采收加工** 夏、秋季采，根趁鲜切片，鲜用或晒干。用时洗净，切碎。

▶**性味功效** 微苦、酸，微温。活血散瘀，消肿止痛，凉血，止血。

▶**用量** 30～60 g。

▶**验方** 1. 扭伤：①鲜盐肤木叶、鲜朱砂根各30 g，鲜酢浆草、鲜火炭母全草各50 g。共捣烂，加酒炒热敷患处。②鲜盐肤木叶适量。共捣烂，敷患处。③鲜盐肤木叶、鲜鹅不食草各适量。共捣烂，敷患处。④五倍子（生于盐肤木的虫瘿）、生白矾（生明矾）各等量。共研细粉，用凉开水调匀敷患处，每日1次。

2. 跌打损伤：盐肤木根60 g。酒、水各半煎服；同时取鲜盐肤木叶、鲜小蜡树叶、鲜韭菜根各适量，共捣烂，加酒炒热敷患处。

3. 骨折：盐肤木根（研细粉）、鲜大驳骨、鲜小驳骨、鲜榕树叶、鲜汉桃叶、鲜香蓼（香辣蓼）、鲜芝麻根各适量。共捣烂，加酒调匀，用鲜树叶或鲜芭蕉叶包好，骨折复位后，煨热敷患处，连续使用。每日换药前必须用汉桃叶、榕树叶、毛冬青叶（或铁冬青叶或铁冬青树皮）各适量，水煎，洗患处1次，以促进受伤组织的恢复。

莪 术（黑心姜、蓝姜）

▶**来源**　姜科植物蓬莪茂 *Curcuma phaeocaulis* Val. 的根茎。

▶**形态**　多年生直立草本。地下根茎卵圆形、长卵形或圆锥形至长纺锤形，肉质，外皮淡黄色或白色带绿色，内部黄色或带淡黑绿色（干后断面呈褐色或蓝褐色），有樟脑般香味，根多数细长，末端常膨大成长卵形或纺锤形的块根（中药称郁金）。单叶基生；叶片直立，椭圆状长圆形，长25～40 cm，宽10～15 cm，边缘全缘，两面均无毛，上面中部常有紫色带。花黄色；穗状花序直立，长10～18 cm，宽5～8 cm，单独由根茎抽出，春季常先叶而生；苞片卵形或倒卵形，顶部红色；花冠管长约2.5 cm；唇瓣黄色，长约2 cm；能育雄蕊1枚。果实卵状三角形，无毛。花、果期春、夏季。

▶**生境分布**　生于林下湿润处，或栽培。分布于我国江西、福建、台湾、广东、广西、海南、云南、四川等省（区）；印度及马来西亚也有分布。

▶**采收加工**　冬季叶枯萎后采收，鲜用或切片晒干，或蒸或煮至透心，晒干。用时洗净，捣碎。

▶**性味功效**　辛、苦，温。活血散瘀，行气破血，消积止痛。

▶**用量**　6～10 g。

▶**禁忌** 孕妇禁用。

▶**验方** 1. 跌打扭伤：鲜莪术、鲜小驳骨、鲜连钱草各等量。共捣烂，敷患处。

2. 骨折：①鲜莪术、鲜大驳骨、鲜小驳骨、鲜肿节风、鲜连钱草、鲜朱砂根、鲜黑老虎根皮各等量。共捣烂，加酒炒热，骨折复位后趁热敷患处。②鲜莪术、鲜大驳骨、鲜小驳骨、鲜曼陀罗叶各等量。共捣烂，加酒炒热（或用鲜芭蕉叶包好煨热），骨折复位后敷患处，每日1次。

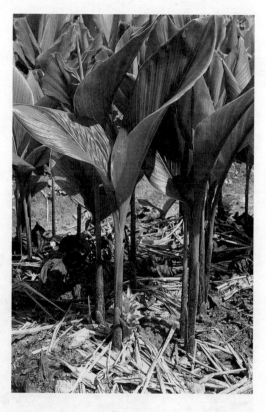

3. 跌打损伤：①鲜莪术适量。捣烂，加酒炒热先擦后敷患处。②莪术、栀子、鹅不食草、颠茄各等量。共用95％酒精浸泡过药面，浸渍10日后用，将药酒稀释1倍，擦患处，每日擦3次。

破 石 珠 （三叶青、流氓薯）

▶**来源** 葡萄科植物三叶崖爬藤 *Tetrastigma hemsleyanum* Diels et Gilg 的块根。

►**形态** 攀缘草质藤本。地下块根椭圆形或卵圆形，粉质，外皮褐色或黑褐色。嫩茎四棱形，无毛或有疏毛；老茎扁，有纵棱。卷须不分枝，与叶对生。叶互生，掌状3小叶；小叶片披针形、长椭圆披针形或卵状披针形，长3~10 cm，宽1.5~3 cm，先端尖，基部狭，边缘有锯齿，两面均无毛，侧生小叶基部偏斜。花小，黄绿色；二歧聚伞花序生于叶腋；萼齿不明显；花瓣4片，无毛，顶端有展开的小角状突起；雄蕊4枚。果实近球形，红色，成熟时紫黑色，内有种子1粒。种子腹面洼穴呈沟状，从下部斜向上伸展。花、果期4~11月。

►**生境分布** 生于山谷、山沟、山坡林下湿润处或溪边石缝中，常攀在石壁上或树上。分布于江苏、浙江、江西、福建、台湾、湖北、湖南、广东、广西、海南、四川、贵州、云南、西藏等省（区）。

►**采收加工** 全年可采，切片，鲜用或晒干。用时洗净。

►**性味功效** 微辛，凉。散瘀止痛，解毒消肿。

►**用量** 10~15 g。

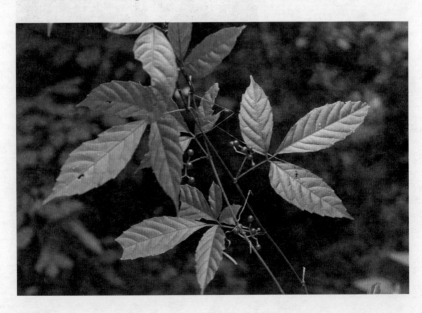

▶**禁忌** 孕妇忌服。

▶**验方** 1. 跌打不省人事：破石珠6 g。加酒磨汁1杯，灌下即醒。

2. 跌打扭伤：①鲜破石珠、鲜酢浆草、鲜香附、鲜鹅不食草各适量。共捣烂，加酒炒热敷患处。②鲜破石珠、鲜肿节风、鲜竹叶花椒根皮、鲜两面针根皮各适量。共捣烂，加酒炒热敷患处。

3. 骨折：鲜破石珠、鲜通城虎、鲜朱砂根、鲜大驳骨、鲜小驳骨、鲜五加皮、鲜松笔（松树嫩枝）各适量，小雄鸡1只。共捣烂，加酒炒热，骨折复位后，温敷患处，每日1次，药物干燥时可用适量酒淋湿。

鸭 脚 艾（刘寄奴、鸭脚菜）

▶**来源** 菊科植物白苞蒿 *Artemisia lactiflora* Wall. ex DC. 的全草。

▶**形态** 多年生直立草本，揉碎有香气。嫩茎有稀疏白色蛛丝状柔毛，老茎变无毛。叶互生；茎下部叶宽卵形，二回或一至二回羽状全裂；茎中部叶1~2回羽状全裂或深裂；茎上部叶羽状深裂或全裂；末回小裂片卵形、长卵形或倒卵形，边缘有锯齿，中轴微有狭翅。花白色；头状花序长圆形，直径约3 mm，无梗，在分枝上排成穗状花序，在茎上端排成圆锥花序；总苞片背面无毛；全为管状花；花冠管5裂；雄蕊5枚，花药联合。瘦果倒卵形，顶端无冠毛。花、果期8~11月。

▶**生境分布** 生于山坡路边、林边、灌丛边、村边的湿润处或栽培。分布于我国陕西、甘肃、河南、江苏、浙江、江西、安徽、福建、台湾、湖北、湖南、广东、广西、海南、四川、贵州、云南等省（区）；越南、老挝、柬埔寨、印度、新加坡、印度尼西亚也有分布。

▶**采收加工** 夏、秋季采，鲜用或晒干。用时洗净，切碎。

▶**性味功效** 微苦、辛，温。活血散瘀，消肿止痛。

▶**用量** 10~15 g。

▶**禁忌**　孕妇忌服。

▶**验方**　1. 跌打肿痛：①鲜鸭脚艾60 g，鲜鹅不食草、鲜韭菜鳞茎各30 g。共捣烂，加酒炒热，取汁服，药渣热敷患处。②鸭脚艾30 g。水煎服。

2. 跌打损伤、骨折肿痛：鲜鸭脚艾30 g，鲜水泽兰15 g，鲜小驳骨、鲜鹅不食草各12 g。共捣烂，加酒炒热敷患处。

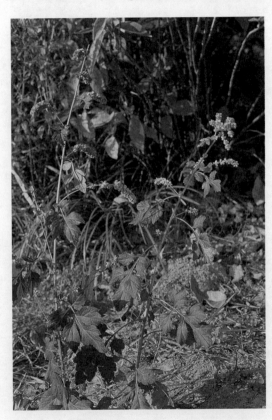

3. 扭伤：①鲜鸭脚艾150 g，鲜韭菜鳞茎60 g。共捣烂，加酒炒热敷患处。②鲜鸭脚艾60 g，酒、水各半煎服；另取鲜鸭脚艾适量，揉烂成团，蘸童子尿推擦患处。

4. 跌打积瘀：鲜鸭脚艾、鲜鹅不食草、鲜地耳草各30 g。共捣烂，加酒炒热，取汁60 ml内服，药渣敷患处。

5. 跌打内伤，瘀血肿痛：鲜鸭脚艾、鲜韭菜各60 g。水煎，每次冲三七粉1.5 g服，每日服2次。

积 雪 草（雷公根、崩大碗）

▶**来源**　伞形科植物积雪草 *Centellia asiatica*（L.）Urban 的全草。

▶**形态**　多年生平卧草本。茎无毛，节上生根。单叶互生；叶片圆形、肾形或马蹄形，长1～3 cm，宽2～4 cm，边缘有钝齿，两面均无毛或下面脉上有疏柔毛；叶柄长2～7 cm，无毛或上部有柔毛。花紫红色；伞形花序单个或2～4个聚生于叶腋；每个伞形花序有花3～4朵，聚集成头状；花瓣5片，在花蕾时覆瓦状排列；雄蕊5枚。果实圆球形，两侧压扁，直径约3 mm，每侧有纵棱数条，棱间有小横脉，表面呈网纹状。花、果期4～10月。

▶**生境分布**　生于湿润的沟边、田边、路边、草地。分布于我国陕西、江苏、浙江、江西、安徽、福建、台湾、湖北、湖南、广东、广西、海南、云南、四川等省（区）；越南、印度、斯里兰卡、马来西亚、印度

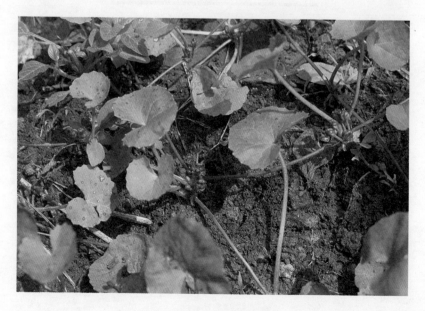

尼西亚、澳大利亚、日本及中非、南非、大洋洲群岛也有分布。

▶**采收加工** 夏、秋季采，鲜用或晒干。用时洗净，切碎。

▶**性味功效** 微苦、甘，微寒。清热利湿，解毒消肿，散瘀止痛。

▶**用量** 15～30 g。

▶**验方** 1. 跌打肿痛：鲜积雪草捣烂绞汁30 ml，调米酒适量，炖温服，药渣敷患处。

2. 扭挫伤：①鲜积雪草、鲜火炭母、鲜犁头草（长萼堇菜）各适量。共捣烂，敷患处。②鲜积雪草、鲜朱砂根、鲜樟树叶、鲜鹅不食草各适量。共捣烂，加酒调匀敷患处。③鲜积雪草适量。加水、酒或食盐共捣烂，敷患处。

3. 骨折：鲜积雪草、鲜小驳骨叶、鲜虎刺木根各适量。共捣烂，骨折复位后，敷患处，包扎固定，每日1次。

旁杞木（百六齿、锯齿王）

▶**来源** 红树科植物旁杞木 *Carallia longipes Chun ex* Ko 的根、叶。

▶**形态** 常绿灌木或小乔木。根圆柱状，外皮淡橙黄色。树皮灰黑色，有黄白色小点。嫩枝无毛。枝、叶和花序均对生。单叶；叶片长圆形，长8.5～11 cm，宽2.5～3 cm，边缘全部有篦状小齿，两面均无毛，下面常有黑色或紫色小点；托叶披针形。花白色；聚伞花序有总花梗，生于叶腋；花萼近球形，顶端6～7裂；花瓣与花萼裂片同数且互生，边缘有褶皱和不规则小齿；雄蕊数为花瓣数的两倍，分离，着生于花盘上。果实近球形，肉质，成熟时红色，不开裂，内有种子1～2粒。花、果期12月至次年8月。

▶**生境分布** 生于山地林中、沟边、林边灌木丛中。分布于广东、广西、云南等省（区）。

▶**采收加工** 全年可采，根趁鲜切片，鲜用或晒干。用时洗净，分别切碎。

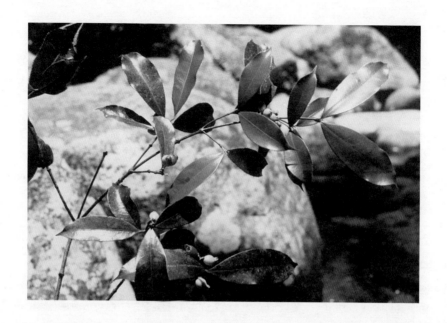

▶**性味功效**　微甘、涩，凉。清热凉血，散瘀消肿，止痛，止血。

▶**用量**　10～15 g。

▶**禁忌**　孕妇慎用。

▶**验方**　跌打肿痛：①鲜旁杞木叶、鲜榕树叶、鲜狗肝菜、鲜地耳草、鲜辣蓼各适量。共捣烂，加酒炒热敷患处。②鲜旁杞木叶、鲜鹅不食草、鲜鸭脚木叶（或鲜大鸭脚木叶）、鲜韭菜根、鲜凤仙透骨草各适量。共捣烂，加酒炒热敷患处。③鲜旁杞木叶、鲜地耳草各25 g，鲜仙鹤草500 g。共捣汁服，药渣敷患处。④旁杞木根、飞龙掌血根、岭南花椒根（或竹叶花椒根）各30 g，重楼（七叶一枝花根状茎）、卷柏、徐长卿根及根茎各25 g。用75％酒精500 ml浸15日后用，取药酒擦患处，每日3次。

通 城 虎（定心草、五虎通城）

▶来源　马兜铃科植物通城虎 *Aristolochia fordiana* Hemsl. 的全株。

▶形态　多年生草质藤本。根细长圆柱形，淡黄色，味苦辣。新鲜的茎及叶柄折断时有橙黄色汁液溢出，嫩茎无毛。单叶互生；叶片卵状心形或卵状三角形，长6～12 cm，宽5～8 cm，顶端尖，基部心形，边缘全缘，上面无毛，下面灰绿色，网脉在下面凸起，密生茸毛，茸毛与网脉成垂直方向，有油点，揉之有香气；叶柄长2～4 cm，近无毛。花暗紫色；总状花序生于叶腋，长达4 cm，有花3～4朵；苞片和小苞片顶端尖，基部圆形或楔形，有短柄，不抱茎；花被管基部膨大呈球形，向上收狭成长管，管口扩大，檐部一侧极短，另一侧延伸呈卵状长圆形，长约1.5 cm，有疏毛或无毛；雄蕊6枚，花药贴生于合蕊柱上。蒴果长圆形或倒卵形，长约4 cm，宽约2 cm，成熟时6瓣开

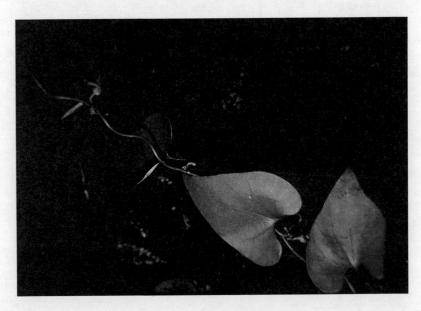

裂。种子卵状三角形。花、果期3～7月。

▶**生境分布**　生于山谷林荫草丛中、石山岩壁下或土山山脚湿润处。分布于浙江、江西、福建、广东、广西等省（区）。

▶**采收加工**　夏、秋季采，鲜用或晒干。用时洗净，切碎。

▶**性味功效**　辛、微苦，温；有小毒。消肿止痛，驳骨，解蛇毒。

▶**用量**　3～10 g。

▶**验方**　1. 跌打肿痛：①鲜通城虎、鲜虎刺木根皮各10 g，鲜朱砂根30 g，鲜黑老虎根25 g，鲜走马胎根15 g，猪骨适量。水煲取汤冲米酒服。②通城虎、朱砂根、千年健、徐长卿根各30 g，汉桃叶、两面针根、金耳环各25 g，黑老虎根、栀子根各35 g。共浸米酒10 kg，浸30日后用，每次服10 ml，每日服2次，同时取药酒擦患处。

2. 跌打损伤：鲜通城虎60 g，鲜栀子根、鲜大驳骨根各100 g。共捣烂，加酒炒热敷患处。

3. 骨折：鲜通城虎、鲜圆叶南蛇藤根、鲜大驳骨、鲜两面针根各15 g，鲜小驳骨、鲜水蕉叶（或鲜罗裙带叶）、鲜穿心莲各20 g，凤凰儿（活小雄鸡仔）2只。共捣烂，加酒炒热敷患处（敷药前先复位固定）。

菊 三 七（三七草、菊叶三七）

▶**来源**　菊科植物菊三七 *Gynura japonica*（Thunb.）Juel. 的根、叶。

▶**形态**　多年生直立草本，高约1 m，分枝多。根肉质粗大，直径3～4 cm，淡黄褐色。嫩枝带紫色，无毛。茎生叶互生；叶片椭圆形或长圆状椭圆形，长10～30 cm，宽8～15 cm，羽状深裂，侧生裂片通常3～6对，裂片长圆形，长1.5～5 cm，宽0.5～2 cm，边缘有锯齿，两面有贴生短毛或近无毛，下面常带紫绿色；叶柄基部有圆形、具齿或羽裂的叶耳，多少抱茎。花黄色或橙黄色；头状花序直径1.5～1.8 cm，多数排列成伞房状圆锥花序生于枝顶；全为管状花；花冠5裂；雄蕊5枚，花药联合。瘦果小，顶端有白色冠毛。花、果期8～10月。

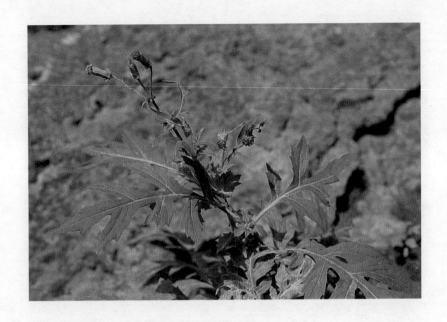

▶**生境分布**　生于湿润的山坡、草地、山谷、林边、村边、路边或栽培。分布于我国陕西、浙江、江西、安徽、福建、台湾、广西、四川、云南、贵州等省（区）；尼泊尔、泰国、日本也有分布。

▶**采收加工**　全年可采，根切片，鲜用或晒干。用时洗净，切碎。

▶**性味功效**　微苦，平；有毒。活血散瘀，消肿止痛，止血。

▶**用量**　3～15 g。

▶**禁忌**　孕妇忌服。

▶**验方**　1. 跌打肿痛：鲜菊三七根、鲜韭菜根、鲜鹰不扑根皮、鲜肿节风根、鲜凤仙透骨草各等量。共捣烂，敷患处。

2. 骨折，脱臼：①鲜菊三七根适量，甜酒糟少许。骨折、脱臼复位后，将上药捣烂，敷患处，隔日换药。②鲜菊三七、鲜走马风（接骨草）、鲜箭秆风根各30 g，鲜预知子（三叶木通的成熟果实）10个，甜酒适量。骨折、脱臼复位后，将上药捣烂，敷患处，隔2日换药1次。

3. 扭伤：鲜菊三七叶适量。捣烂，敷患处。

4. 跌打内伤瘀肿：菊三七30 g。水煎服或水煎冲米酒适量服。

假八角根

▶**来源**　八角科（或木兰科）植物大八角 *Illicium majus* Hook. f. et Thoms. 的根、树皮。

▶**形态**　常绿乔木。根粗壮，根皮淡红褐色。树皮褐色。根、树皮、叶和果均无八角的特有香气。嫩枝无毛。单叶互生，常3～4片排成不整齐假轮生；叶片长椭圆形、倒披针形或椭圆形，长10～15 cm，宽3～7 cm，边缘全缘，两面均无毛。花红色，近顶生或腋生，单朵或2～4朵簇生；花被片15～21片，长6～15 mm，宽3～9 mm；雄蕊11～21枚，花丝分离；心皮11～14枚。聚合果呈星状，通常直径4～4.5 cm，成熟心皮11～14枚，顶端短尖；果梗长1.8～6 cm。本种果形似八角，有毒，味辣，无香气，不能食用。花、果期4～10月。

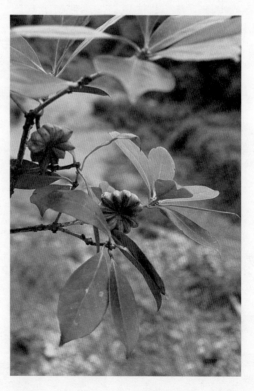

▶**生境分布**　生于山坡、山脚、沟边、林中、林边。分布于我国湖南、广东、广西、贵州、云南

等省（区）；越南、缅甸也有分布。

▶**采收加工**　全年可采，根趁鲜切片，鲜用或晒干。用时洗净，分别切碎。

▶**性味功效**　苦、辛，温；有毒。活血散瘀，消肿止痛，祛风湿。

▶**用量**　1～3 g。

▶**验方**　1. 跌打肿痛：①假八角根或树皮3 g，三叉苦根、汉桃叶各30 g。水煎服；另取假八角根皮或树皮、三叉苦根皮、汉桃叶各等量，共研细粉，加酒调匀，煮热或煨热敷患处。②鲜假八角树皮、鲜侧柏叶、鲜大叶紫珠叶、鲜鹅不食草各适量。共捣烂，炒热敷患处。

2. 扭伤：①鲜假八角树皮、鲜韭菜根、鲜鹅不食草、鲜乌桕叶、鲜姜黄、鲜香附各适量。共捣烂，加酒炒热敷患处。②鲜假八角根皮或树皮适量。共捣烂，加酒调匀敷患处，或假八角根研细粉，取适量，用酒调匀加热敷患处。

3. 闭合性骨折：假八角根、千斤拔根、朱砂根各15 g，栀子、大黄、黄柏各12 g。共研细粉，先将骨折复位，然后将药粉加酒调匀敷患处；同时取骨碎补、自然铜、木香、续断、乳香、白及、鸭脚艾各10 g。水煎冲米酒服。

续　断

▶**来源**　川续断科植物川续断 *Dipsacus asperoides* C. Y. Cheng et T. M. Ai 的根。

▶**形态**　多年生直立草本，高约1 m。主根圆锥状或圆柱状，稍肉质，表皮黄褐色。茎中空，密生柔毛，有6～8条纵棱，棱上有下弯的粗短硬刺。基生叶丛生，叶片琴状羽裂，顶端裂片大，卵形，两侧裂片3～4对；茎生叶对生，叶片羽状深裂，或基部3裂，或不分裂，侧裂片2～4对，披针形，上面均密生白色刺毛或乳头状刺毛，下面脉上密生刺毛，边缘有锯齿。花淡黄色或白色；头状花序球形，直径

2～3 cm，生于枝顶；总苞片叶状，披针形，小苞片倒卵形，均有毛；花冠管窄漏斗状，长9～11 mm，顶端4裂；雄蕊4枚。瘦果长倒卵柱状，长约4 mm，包藏于小总苞内。花、果期7～11月。

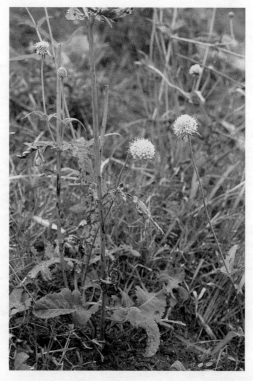

▶**生境分布** 生于山坡、沟边、田边、路边、林边草丛中或栽培。分布于江西、湖北、湖南、广东、广西、四川、贵州、云南、西藏等省（区）。

▶**采收加工** 秋季采，鲜用或晒干。用时洗净，切片。

▶**性味功效** 苦、辛，微温。补肝肾，强筋骨，续折伤，止痛，安胎。

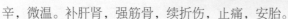

▶**用量** 10～15 g。

▶**验方** 1. 腰部扭伤：续断、骨碎补、当归、牛膝、杜仲、独活、泽兰、狗脊各10 g。水煎服。

2. 跌打肿痛：鲜续断、鲜骨碎补各25 g，鲜小驳骨、鲜栀子各60 g，红花10 g。共捣烂，加酒炒热敷患处。

3. 跌打损伤：①续断15 g，水煎服；另取鲜续断适量，捣烂，敷患处。②续断、牛膝、没药、白及各10 g。水煎服。

4. 跌仆扭闪或压伤后筋骨痛：续断、当归、延胡索各10 g，土鳖虫6 g，川芎、三七（另包，研粉冲服）各3 g。水煎服。

酢 浆 草 (酸味草)

▶**来源** 酢浆草科植物酢浆草 *Oxalis corniculata* L. 的全草。

▶**形态** 多年生平卧草本。全株有柔毛，嚼之有酸味。茎圆柱形，节上生根。叶基生或在茎上互生，指状复叶，有小叶3片；小叶片无柄，倒心形，长4～16 mm，宽4～22 mm，先端凹入，两面有柔毛或上面近无毛，边缘有毛。花黄色，直径小于1 cm；单朵或数朵组成伞形花序腋生；花瓣5片；雄蕊10枚，花丝基部合生。蒴果长圆形，有5棱，有毛，成熟时开裂，将种子弹出。花、果期2～9月。

▶**生境分布** 生于园边、地边、路边、沟边、荒地、草地、山地林下阴湿处，常成小片分布。分布于我国各省（区）；亚洲温带和亚热带地区、欧洲、北美洲、地中海沿岸也有分布。

▶**采收加工** 全年可采，鲜用。用时洗净，切碎。

▶**性味功效** 酸，凉。清热解毒，消肿，凉血。

▶**用量** 30～60 g。

▶**禁忌** 孕妇慎用。

▶**验方** 1. 跌打肿痛：①鲜酢浆草、鲜韭菜根、鲜地耳草、鲜水八角（大叶石龙尾）各适量。共捣烂，加酒炒热敷患处。②鲜酢浆草120 g，鲜水泽兰30 g。共捣烂取汁，冲米酒适量服，药渣敷患处。

2. 跌打损伤：①鲜酢浆草30 g，酒、水各半煎服；另取鲜酢浆草适量捣烂，加酒调匀先擦后敷患处。②鲜酢浆草、鲜韭菜根、鲜樟树皮、酒糟各适量。共捣烂，炒热敷患处。③鲜酢浆草240 g，鲜马鞭草120 g。共捣烂，加酒炒热敷患处。

3. 脱臼：鲜酢浆草、鲜水蕉叶（或鲜罗裙带叶）、鲜广西九里香叶（或鲜九里香叶）、鲜鹅不食草各适量。捣烂，脱臼复位固定后，加酒炒热敷患处，每日1次。

4. 骨折：鲜酢浆草、鲜朱砂根、鲜榕树须、鲜连钱草、鲜鹅不食

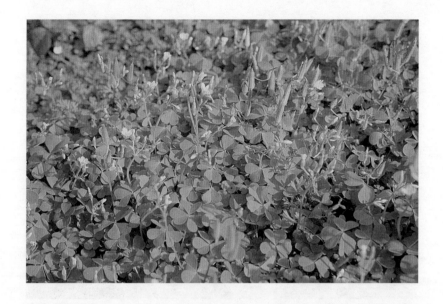

草、鲜栀子、鲜蓖麻叶、面粉各适量。共捣烂，骨折复位固定后，加酒炒热敷患处。

5. 扭伤、骨折后血肿肿胀：①鲜酢浆草、鲜韭菜根、鲜狗肝菜、鲜骨碎补、鲜栀子各30 g（或各等量）。共捣烂，加酒炒热敷患处。②鲜酢浆草适量，食盐少许。共捣烂，敷患处。

紫茉莉根（胭脂花根、状元花根）

▶**来源**　紫茉莉科植物紫茉莉 *Mirabilis jalapa* L. 的根。

▶**形态**　一年生直立草本。根肥厚如薯状，肉质，倒圆锥形，外皮黑色或黑褐色，切断面白色。茎圆柱形，稍肉质，无毛或有疏毛，节膨大。单叶对生；叶片卵形或卵状三角形，长3～15 cm，宽2～9 cm，边缘全缘，两面均无毛，或嫩时上面有微毛。花午后开放，紫红色、黄色、白色或杂色，大而美丽，通常数朵簇生于枝顶；花梗长

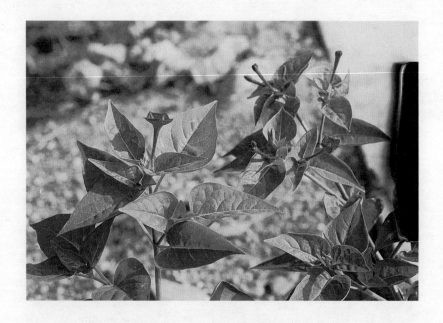

1～2 mm；每朵花的基部有一个钟形萼状总苞，长约1 cm，无毛，5裂；花被高脚碟状，花被管长2～6 cm，檐部直径约3 cm，5浅裂；雄蕊5枚，花药球形。果实近球形，成熟时黑色，表面有皱纹。花、果期5～11月。

▶**生境分布**　栽培或野生于村边、路旁土质肥沃的草地上。分布于全国各地。

▶**采收加工**　秋、冬季采，切片，鲜用或晒干。用时洗净，切碎。

▶**性味功效**　甘淡，凉；有小毒。活血消肿，散瘀止痛。

▶**用量**　15～30 g。

▶**禁忌**　孕妇忌服。

▶**验方**　1. 扭伤：鲜紫茉莉根适量。捣烂，加酒炒热敷患处。

2. 跌打损伤：①鲜紫茉莉根、酒糟各适量。捣烂，蒸热敷患处。②鲜紫茉莉根60 g，水煎服；同时取鲜紫茉莉根、鲜韭菜根、鲜香附各适量，共捣烂，用鲜芭蕉叶包好，煨热敷患处。

黑 头 茶

▶**来源** 玄参科植物毛麝香 *Adenosma glutinosum*（L.）Druce 的全草。

▶**形态** 一年生直立草本，高0.3～1 m。全株密生长柔毛和腺毛。嫩茎四棱形，老茎圆柱形，中空。单叶对生，上部的多少互生；叶片披针状卵形或宽卵形，长2～10 cm，宽1～5 cm，先端尖，基部截形或浅心形，边缘有锯齿，两面均有平伏长柔毛，下面有黄色腺点，腺点脱落后留有褐色小凹窝，揉烂有香气。花紫色或蓝紫色；单朵生于叶腋或在茎、枝顶端组成总状花序；花萼有柔毛、腺毛和腺点，5深裂；花冠筒状，裂成2唇形，上唇直立，下唇3裂，偶有4裂，裂片边缘全缘或先端微凹；雄蕊4枚，内藏。蒴果卵形，长约1 cm，宽约0.6 cm，有2条纵沟，先端有喙，内有多数种子。种子圆形，表面有网纹。花、果期7～10月。

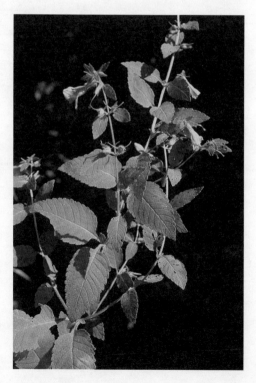

▶**生境分布** 生于湿润的荒山坡、山谷、林边、路边、沟边。分布于我国江西、福建、广东、广西、海南、云南等省（区）；东南亚、南亚及

大洋洲也有分布。

▶**采收加工**　夏、秋季采，鲜用或晒干。用时洗净，切碎。

▶**性味功效**　辛，温。行气散瘀，消肿止痛，祛风止痒。

▶**用量**　10～15 g。

▶**验方**　1. 跌打肿痛：黑头茶、肿节风各60 g，鹅不食草、豆豉姜各30 g。共研细粉，凉开水调敷患处。

2. 扭挫伤、局部瘀肿疼痛：黑头茶、连钱草、肿节风、山藿香、地耳草、两面针根、木芙蓉叶各适量。共研细粉，酒、水各半调敷患处或水煎洗患处。

3. 骨折：①鲜黑头茶、鲜大驳骨、鲜小驳骨、鲜水泽兰、鲜骨碎补、鲜紫珠叶各适量。共捣烂，骨折复位后，加酸笋水（无酸笋水可用鲜酸阳桃叶适量与上药共捣烂）调匀敷患处。②鲜黑头茶、鲜大驳骨、鲜小驳骨、鲜榕树叶、鲜骨碎补、鲜紫珠叶、鲜水泽兰各适量。共捣烂，骨折复位后敷患处，开始每日敷2次，5日后改为每日敷1次，10日后改为外洗。敷药中如出现皮疹，可用黄连适量水煎外洗，再加入栀子适量与上药共敷，皮疹可消。

黑 血 藤（黑骨风、褐毛黎豆）

▶**来源**　豆科（或蝶形花科）植物大果油麻藤 *Mucuna macrocarpa* Wall. 的藤茎。

▶**形态**　多年生木质大藤本。根横生。藤茎圆柱形，外皮灰白色，砍断时断面初呈淡红色，后渐变黑色，故民间又称"见天黑""黑血藤"。嫩茎有短柔毛，节上的较密，老茎通常无毛。叶互生，羽状3小叶；小叶片椭圆形、卵状椭圆形或卵形，长10～19 cm，宽5～10 cm，边缘全缘，上面无毛或有伏贴短柔毛，嫩叶或叶脉上的毛较密，侧生小叶基部极偏斜；托叶早落；小托叶长约5 mm。花暗紫色；总状花序生于老茎上，长达23 cm，通常下垂，每节有花2～3朵；花冠蝶形，长约3 cm；雄蕊10枚，其中9枚花丝合生。荚果长26～45 cm，带形，木质，种子间通常缢缩，果皮有皱纹，密生红褐色细短毛，有不规则木质脊与边缘平行，内有种子6～12粒。种子黑色，盘状。花、果期4～7月。

▶**生境分布**　生于山坡、山谷、河边的林中或灌木丛中。分布于我我国台湾、广东、广西、海南、云南；越南、泰国、缅甸、印度、尼泊尔、日本也有分布。

▶**采收加工**　全年可采，趁鲜切片，鲜用或晒干。用时洗净，切碎。

▶**性味功效**　涩，平。补血活血，散瘀止痛，祛风湿，舒筋络。

▶**用量**　15～30 g。

▶**验方**　1. 跌打肿痛：①黑血藤、竹叶花椒根皮各适量。共研细粉，加酒调匀，炒热敷患处。②黑血藤（研细粉）、鲜水泽兰、鲜榕树皮各等量，鲜朱砂根皮（半量）。共捣烂，加酒炒热敷患处。

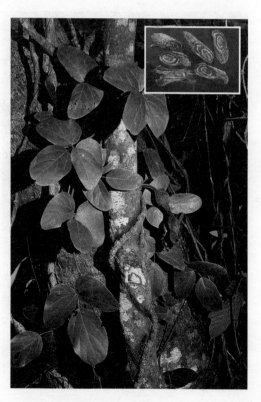

2. 扭伤：黑血藤30 g，穿破石、黑老虎根各25 g，乌药、五指毛桃各15 g，两面针根10 g。水煎服。

3. 跌打损伤：①鲜黑血藤皮100 g。捣烂，加童子尿少许调匀，炖温敷患处。②鲜黑血藤30～60 g。酒、水各半煎服。

黑吹风（吹风藤、风藤、吹风散）

▶**来源**　青藤科（或莲叶桐科）植物香青藤 *Illigera aromatica* S. Z. Huang et S. L. Mo的藤茎或叶。

▶**形态**　常绿木质藤本。老藤茎黑褐色或灰棕色，圆柱状，直径3～10 cm，表面木栓层厚约5 mm，不规则纵裂，切断面有浓烈香气。嫩茎无毛。叶互生，指状3小叶；小叶片近圆形或卵圆形，搓烂后有浓烈香气，长5～11.5 cm，宽4～9.5 cm，顶端短尖，基部圆形，上面无毛，下面仅脉腋有髯毛，边缘全缘，侧脉每边3～4条，侧生小叶片较小，基部偏斜；叶柄长7～10 cm，无毛；小叶柄长0.5～2 cm，有微毛。花红色；聚伞圆锥花序生于枝顶或叶腋，比叶短；花萼外面密生短柔毛，里面密生腺毛，萼片5片，卵状披针形，长约10 mm，宽约3 mm；花瓣5片和萼片相似而略小，里面密生腺毛；雄蕊5枚，花丝密生腺毛，每条花丝基部有一对卵形退化雄蕊，长约2.5 mm；子房密生短柔毛，花柱密生

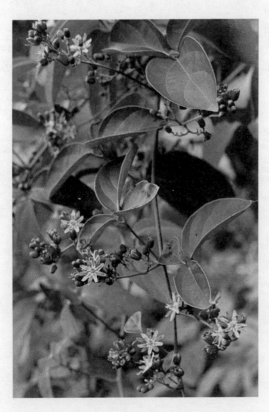

腺毛。翅果两对，一对翅较大，另一对翅较小。花、果期10～12月。

▶**生境分布**　生于山地林中、林边或山谷沟边，常缠绕于树上。分布于广西西南部。

▶**采收加工**　全年可采，鲜用或阴干。用时洗净，切薄片或切碎。

▶**性味功效**　辛、涩，温。行气止痛，祛风除湿。

▶**用量**　10～15 g。

▶**验方**　1. 跌打肿痛：①黑吹风、小风艾（长叶阔苞菊）各30 g，红杜仲60 g，乌药、广西九里香（或九里香）各15 g。共用米酒1 kg浸泡10日后用，取药酒擦患处，同时每晚睡前服15 ml。②黑吹风、状元红各30 g，香附、南五味子根各15 g，两面针6 g，陈皮3 g。水煎冲米酒适量服；或共用米酒500 ml浸泡7～10日后用，取药酒擦患处，同时每次服15 ml，每日服1～2次。

2. 骨折：鲜黑吹风叶、鲜汉桃叶、鲜水泽兰、鲜大驳骨叶、鲜小驳骨叶各1份，鲜榕树叶、鲜韭菜根各0.5份。共捣烂，加酒调匀，骨折复位后，敷患处，每1～2日换药1次；同时每日取黑吹风、千斤拔根、红杜仲各10 g，猪骨适量，水煲服。

黑老虎根（冷饭团、厚叶五味子）

▶**来源**　五味子科（或木兰科）植物黑老虎 *Kadsura coccinea*（Lem.）A. C. Smith 的根或根皮。

▶**形态**　木质藤本。全株无毛。根外皮褐色；老藤茎外皮褐黑色，横切面鲜时棕红色，干后黑褐色。单叶互生；叶片革质，长圆形或卵状披针形，长7～18 cm，宽3～8 cm，边缘全缘，网脉不明显。花红色，单朵生于叶腋；雌雄异株；雄花的花被片多数，肉质；雄蕊多数，雄蕊柱顶端有钻状附属体；雌花的心皮多数。聚合果近球形，成熟时红色或暗红色至紫黑色，直径6～15 cm，味酸甜可生食。花、果期4～11月。

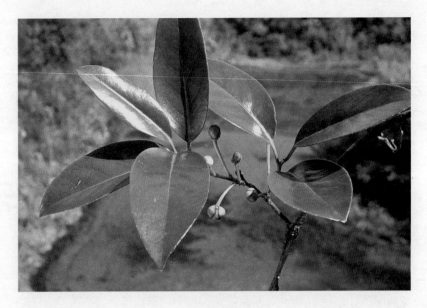

▶**生境分布** 生于山谷、山坡、沟边阴湿处。分布于我国江西、湖南、广东、广西、海南、云南、四川、贵州等省（区）；越南也有分布。

▶**采收加工** 全年可采，趁鲜切片，鲜用或晒干。用时洗净，切碎。

▶**性味功效** 辛，温。散瘀止痛，祛风去湿。

▶**用量** 10～20 g。

▶**验方** 1. 跌打肿痛：①鲜黑老虎根、鲜大驳骨各适量。共捣烂，加酒炒热敷患处。②黑老虎根、铁包金（老鼠耳的根）各25 g，栀子根、水杨梅根各30 g，通城虎、穿破石、山血丹根、朱砂根、徐长卿根、千年健各20 g，汉桃叶、金耳环、竹叶花椒根、两面针根各15 g。共浸米酒5 kg，浸渍30日以上，每次服6～10 ml，每日服2次，并用适量药酒擦患处。

2. 跌打挫伤：黑老虎根皮500 g，救必应树皮250 g，樟脑粉50 g。先将前2味药共研粉，再拌入樟脑粉调匀，用时取药粉适量，加入凡士林调成软膏，敷患处。

3. 骨折：①鲜黑老虎根皮、鲜大驳骨、鲜小驳骨各适量。共捣烂，加酒炒热，骨折复位后，敷患处，每日1次。②鲜黑老虎根、鲜肿节风根、鲜小驳骨各等量，活螃蟹8只。共捣烂，加酒炒热敷患处，敷药前骨折先复位；如患处红肿，可先用栀子、鲜酢浆草、鲜鹅不食草各适量，共捣烂，加少量酒炒热敷患处至消肿后再敷上药。

鹅不食草（球子草）

▶**来源** 菊科植物石胡荽 *Centipeda minima*（L.）A. Br. et Ascher. 的全草。

▶**形态** 一年生平卧小草本。茎有毛或无毛。单叶互生；叶片楔状倒披针形，长7～18 mm，宽3～5 mm，先端钝，基部狭，边缘有少数锯齿，无毛或下面有微毛。花淡黄绿色或淡紫红色；头状花序扁球形，直径约3 mm，单个生于叶腋；花序梗极短或无花序梗；总苞半球形；全为管状花，边缘花雌性，多层，花冠管状，2～3微裂；中央花两性，花冠4深裂；雄蕊5枚，花药合生。瘦果有毛，顶端无冠毛。花、果期6～10月。

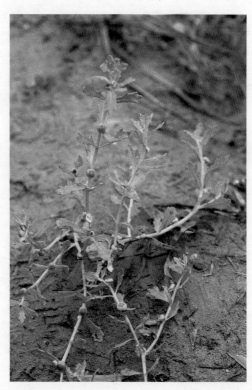

▶**生境分布** 生于湿润的田野、园边、路边、草地、村旁、屋边。分布于中国东北、华北、华东、中南、西南各省（区）；朝鲜、日本、印度、马来西亚及大洋洲也有分布。

▶**采收加工** 夏、秋季采，鲜用或晒干。用时洗净，切碎。

▶**性味功效** 辛，温。散瘀消肿，化痰止咳，消疳，通鼻窍。

▶**用量** 6～10 g。内服用量过大有腹痛恶心、呕吐等反应，宜饭后服。

▶**验方** 1. 扭伤：①鲜鹅不食草、鲜侧柏叶各适量。共捣烂，炒热敷患处，每日1次。②鲜鹅不食草适量。捣烂，加酒调匀或炒热敷患处，敷6～8小时，每日1次。③鲜鹅不食草、鲜大飞扬草、鲜小飞扬草（千根草）各15 g。共捣烂，加75%酒精适量拌匀，敷患处。

2. 跌打损伤：①鲜鹅不食草适量，搓烂后蘸热酒擦患处片刻，药渣捣烂，敷患处。②鲜鹅不食草60 g。捣烂绞汁冲米酒适量服。③鲜鹅不食草15 g。酒、水各半煎，加糖适量调服。④鹅不食草30 g，土鳖虫15 g。焙干共研粉，每次服3 g，每日服2～3次，用温热甜酒送服。⑤鹅不食草15 g，黄酒、黄糖各适量，水煎服；同时取鲜鹅不食草适量，捣烂，敷患处。

3. 跌打肿痛：①鲜鹅不食草、鲜樟树叶或根皮或树皮各适量。共捣烂，加酒炒热敷患处。②鲜鹅不食草、鲜两面针根皮、鲜一箭球全草各适量。共捣烂，加酒炒热敷患处。

榕 树 叶（小叶榕）

▶**来源** 桑科植物榕树 *Ficus microcarpa* L. f. 的叶或气根（榕树须）。

▶**形态** 常绿乔木。折断有乳状汁液。全株无毛，有少数气根（俗称榕树须）。单叶互生；叶片椭圆形、卵状椭圆形或倒卵形，长3.5～8 cm，宽2～4 cm，先端短尖而钝，基部狭，边缘全缘，侧脉5～6对，纤细，网脉仅在下面稍明显；叶柄长0.5～1 cm；托叶合生，包围顶芽，通常早落而留一环状痕迹。花雌雄同株；花小，多数，无花瓣，雄蕊通常1～2枚，生于隐头花序内，此花序球形，直径5～10 mm，单个或2个生于叶腋或生于已落叶的叶腋，无毛，无总花梗。瘦果小，多数，骨质，藏于隐头花序内，成熟时黄色或淡红色，无毛。花、果期全年。

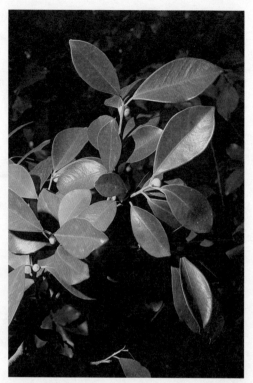

▶**生境分布** 生于山地林中、林边、旷野、河边、路边、村边或栽培。分布于我国华南、华东、西南各省（区）；亚洲南部至大洋洲也有分布。

▶**采收加工** 全年可采，鲜用或晒干。用时洗净，分别切碎。

▶**性味功效** 叶：淡，凉。活血散瘀，消肿止痛。气根：微苦、涩，平。活血散瘀。

▶**用量** 10～15 g。

▶**验方** 1. 跌打肿痛：鲜榕树叶、鲜苎麻根各适量。共捣烂，加童子尿适量，炒热敷患处。

2. 跌打扭伤：①鲜榕树叶250 g，酒适量。捣烂，炒热敷患处。②鲜榕树须、生姜各适量。共捣烂，炒热敷患处。③鲜榕树叶、鲜酢浆草、鲜小蜡树叶各适量。共捣烂，加酒炒热敷患处。

3. 跌打损伤：①榕树须30 g，水泽兰、小驳骨各15 g。共浸米酒过药面，内服适量，并外擦患处。②榕树须60 g。水煎，冲米酒适量服。
③榕树须60 g，樟树二层皮15 g。水煎，冲米酒服。

4. 骨折：鲜榕树叶、鲜鹅不食草、鲜虎刺木根、鲜八角枫根、鲜
五指毛桃（裂掌榕根）各等量。共捣烂，加酒炒热，骨折复位后，敷
患处。

箣柊叶（红头、跌仆）

▶**来源**　大风子科植物箣柊 *Scolopia chinensis*（Lour.）Clos 的叶或
带叶嫩枝。

▶**形态**　常绿灌木。枝和嫩枝均无毛，稀有长1～5 cm的锐刺，
但在基部的萌生枝常有刺。单叶互生，嫩叶通常带红色；叶片椭圆形
或长圆状椭圆形，长4～7 cm，宽2～4 cm，基部或叶柄顶端有2枚腺
体，两面均无毛，边缘全缘或有浅锯齿；托叶极小，早落。花淡黄色
或白色，直径约4 mm；总状花序生于枝顶或叶腋；萼片4～5片，边缘
有毛；花瓣4～5片，边缘有毛；雄蕊多数，花药球形，药隔顶端有三
角状附属物，此附属物与药隔等长，顶端有毛。浆果圆球形，直径约
4mm，成熟时红色，内有种子4～6粒。花、果期秋、冬季。

▶**生境分布**　生于山坡路边、林边、疏林中或村边灌丛中。分布
于我国福建、广东、广西、海南等省（区）；越南、老挝、泰国、印
度、马来西亚也有分布。

▶**采收加工**　全年可采，鲜用或晒干。用时洗净，切碎。

▶**性味功效**　苦、涩，凉。凉血散瘀，消肿止痛。

▶**用量**　15～30 g。

▶**验方**　1. 扭挫伤或骨折脱臼：①箣柊叶1.5 kg，35° 白酒5 kg。
将箣柊叶炒焦研碎，加入白酒拌匀，用慢火（文火）煮沸约15分钟，
过滤后用，扭挫伤用药酒擦患处；骨折脱臼复位固定后，用药酒湿
敷患处。②箣柊叶适量。研细粉，扭挫伤和骨折脱臼复位固定后，用

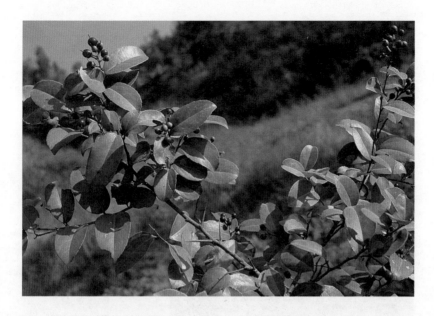

酒、醋各半调药粉敷患处。

2. 跌打肿痛：①鲜箣柊叶、鲜鹅不食草、鲜韭菜根各适量。共捣烂，加酒炒热敷患处。②鲜箣柊叶、鲜毛冬青叶各等量。共捣烂，加酒炒热敷患处。③鲜箣柊叶适量。捣烂，加酒糟调匀敷患处。

算 盘 子

▶来源　大戟科植物算盘子 *Glochidion puberum*（L.）Hutch. 的根或叶。

▶形态　直立灌木，高1～3 m。嫩枝密生短柔毛。单叶互生；叶片长圆形、长卵形或卵状长圆形，长3～8 cm，宽1～2.5 cm，上面仅叶脉有短柔毛或几乎无毛，下面粉绿色，密生短柔毛；叶柄长约3 mm；托叶三角形。花淡绿色；2～5朵簇生于叶腋；雌雄同株或异株；雄花萼片6片，狭长圆形或长圆状倒卵形，长2.5～3.5 mm，内面

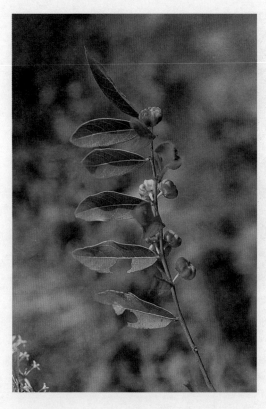

无毛，外面有短柔毛；花瓣缺；雄蕊3枚，合生成圆柱状；雌花萼片6片，形状大小与雄花的萼片相同；花柱3枚，合生成环状，与子房等长。蒴果扁球形，顶端凹下，边缘有8～10条纵沟，成熟时红色，直径8～15 mm，密生短柔毛。种子近肾形，红色。花、果期4～11月。

▶**生境分布** 生于山坡、平地、沟边、路边、林边、灌木丛中。分布于我国陕西、甘肃、河南、江苏、浙江、江西、安徽、福建、台湾、湖北、湖南、广东、广西、海南、四川、贵州、云南、西藏等省（区）；越南也有分布。

▶**采收加工** 夏、秋季采，根趁鲜切片，鲜用或晒干。用时洗净，分别切碎。

▶**性味功效** 微苦、涩，凉；有小毒。清热利湿，消肿止痛，散瘀活血。

▶**用量** 15～30 g。

▶**禁忌** 孕妇忌服。

▶**验方** 1.挫伤，扭伤：算盘子根、岭南花椒根（或竹叶花椒根）、千斤拔根各15 g。水煎服，每日1剂；同时取鲜算盘子叶（或根皮）4份，鲜桃树根皮2份，鲜鹅不食草、鲜岭南花椒叶（或鲜竹叶花椒叶）各1份，鲜韭菜适量。共捣烂，敷患处，隔日换药1次。

2. 跌打损伤：①算盘子根60 g，黄酒适量。水煎服；同时取鲜算盘子叶、鲜连钱草各适量，共捣烂，敷患处。②鲜算盘子叶、鲜地耳草、鲜水泽兰各等量。共捣烂，敷患处。③鲜算盘子叶、鲜紫背金牛全草、鲜仙鹤草全草、鲜地耳草各适量。共捣烂，加米酒适量微炒，取汁服，药渣敷患处。

辣　蓼（辣蓼草、红辣蓼）

▶来源　蓼科植物丛枝蓼 *Polygonum posumbu* Buch. -Ham. ex D. Don 的全草。

▶形态　一年生草本，揉之有辣味。茎无毛，直立或下部平卧，节部略膨大。单叶互生；叶片披针形或卵状披针形，长3～8 cm，宽1.5～3 cm，先端渐尖，基部狭，边缘全缘有长睫毛，两面有疏长柔毛或近无毛；托叶鞘筒状包茎，膜质，外面有疏毛，顶部有长缘毛。花粉红色或白色；总状花序呈穗状，顶生或腋生；花序上的花通常疏散而彼此分离；每苞片内有花3～4朵；花被5片；雄蕊8枚。果实卵形，有3棱，成熟时黑

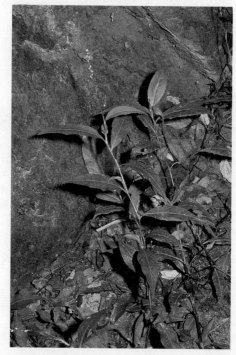

色或棕黑色，光滑，包于宿存的花被内。花、果期5～11月。

▶**生境分布**　生于路边、沟边、园边、田野、湿地或林下阴湿处。分布于陕西、甘肃、河南、江苏、湖北、江西、湖南、广东、广西、海南、云南、四川等省（区）。

▶**采收加工**　夏、秋季采，鲜用或晒干。用时洗净，切碎。

▶**性味功效**　辛，微温；有小毒。散瘀止痛，解毒消肿，杀虫止痒。

▶**用量**　15～20 g。

▶**验方**　1. 跌打肿痛：①鲜辣蓼120 g，鲜榕树叶、鲜狗肝菜各60 g，鲜地耳草30 g。共捣烂，加酒炒热敷患处。②鲜辣蓼、鲜三叉苦嫩枝叶、生沙姜各等量。共捣烂，加酒炒热敷患处。③鲜辣蓼适量。捣烂，加酒炒热敷患处。

2. 跌打损伤：①鲜辣蓼、鲜韭菜根各等量。共捣烂，加甜酒适量捣匀，敷患处。②辣蓼、栀子根各等量。水煎，洗患处，药渣捣烂，敷患处。

3. 扭伤、挫伤：①鲜辣蓼、鲜鹅不食草、鲜大飞扬草、鲜小飞扬草各30 g。共捣烂，加75%酒精适量拌匀，敷患处。②鲜辣蓼根、鲜韭菜根、鲜蕹菜根、鲜菖蒲根、鲜辣椒根各适量。共捣烂，加酒蒸热敷患处，连敷3日，每日用热酒淋湿患处，以保持药湿润，3日后换药1次，一般连换3～4次即愈。

箭秆风（山姜）

▶**来源**　姜科植物箭秆风 *Alpinia stachyoides* Hance 的根状茎。

▶**形态**　多年生直立草本。全株揉之有生姜气味。根状茎横走，棕褐色，有短节，节部生须根。秆高约1 m。单叶互生；叶片线状披针形或披针形，长20～30 cm，宽2～4 cm，边缘全缘，两面均无毛或有时顶部边缘有小刺毛；叶柄无或长达4 cm；叶鞘无毛。花黄绿色有紫色条纹；穗状花序顶生，直立，长10～20 cm；通常每3朵花簇生于花序轴上；花被片6片；能育雄蕊1枚，比唇瓣长；唇瓣倒卵形，长7～13 mm，皱波状，2裂；子房有毛。果实球形，直径约8 mm，有短柔毛，顶端有宿存的萼管。种子5～6粒，揉之有生姜气味。花、果期4～11月。

▶**生境分布** 生于溪边、山坡、山谷林下阴湿处。分布于江西、湖南、广东、广西、海南、四川、贵州、云南等省（区）。

▶**采收加工** 全年可采，鲜用或晒干。用时洗净，切片。

▶**性味功效** 辛、微苦，温。散瘀消肿，行气止痛。

▶**用量** 10～30 g。

▶**禁忌** 孕妇忌服。

▶**验方** 1.跌打损伤：①鲜箭秆风、鲜水泽兰、鲜樟树根薯、鲜扶芳藤全株、鲜豆豉姜、鲜钩虫草（藜科的土荆芥全草）、鲜芭蕉叶各30 g。捣烂，加酒炒热敷患处。②箭秆风、茜草各15 g，大血藤30 g，水泽兰、倒扣草各10 g。共用米酒500 ml浸泡7～10日后用，每次服15～30 ml，每日服2次。

2．扭挫伤：①鲜箭秆风、鲜香附、鲜鹅不食草、鲜韭菜鳞茎、鲜乌桕叶各适量。共捣烂，加酒炒热敷患处。②箭秆风、姜黄各20 g，香附15 g。共研细粉，每次服3 g，每日服3次，开水送服。

3．跌打内伤：箭秆风、胡枝子根各30 g，红天葵、丁香茄子各10 g。

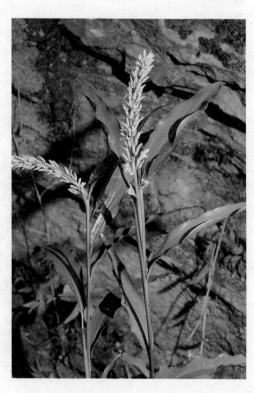

切碎或捣碎，共用米酒1 kg浸泡20日后用，每次服15～30 ml，每日服3次，同时用药酒擦患处。

簇花清风藤（小发散）

▶**来源**　清风藤科植物簇花清风藤 *Sabia fasciculata* Lecte. ex L. Chen 的根、茎。

▶**形态**　常绿藤状灌木。嫩枝无毛。单叶互生；叶片革质，长圆形、椭圆形或长圆状披针形，长5～8 cm，宽1.5～3 cm，边缘全缘，两面均无毛；叶柄长1～1.5 cm，无毛。花淡绿色；聚伞花序有花3～4朵，再排成伞房花序生于叶腋；总花梗很短，长约2 mm；花瓣5片，长圆状卵形或卵形，中部有红色斑点；雄蕊5枚；花盘浅杯状，有5钝齿；子房上位，2室；花柱长约5 mm。核果倒卵形，成熟时红色。花、果期2～10月。

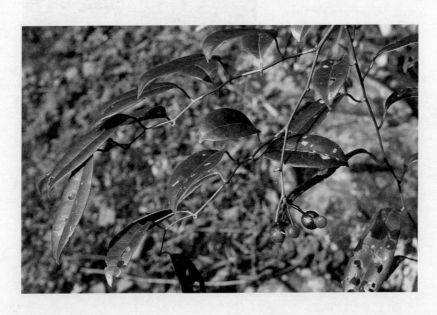

▶**生境分布**　生于山坡、山谷、沟边、林边、灌丛中。分布于我国福建、广东、广西、海南、云南等省（区）；越南、缅甸也有分布。

▶**采收加工**　全年可采，趁鲜切片，鲜用或晒干。用时洗净，切碎。

▶**性味功效**　甘、微涩，温。散瘀消肿，祛风除湿。

▶**用量**　15～30 g。

▶**验方**　1. 跌打肿痛：①鲜簇花清风藤根皮、鲜韭菜根、鲜水田七（裂果薯的根状茎）、鲜鹰不扑根皮各等量。共捣烂，加酒炒热敷患处。②簇花清风藤根、毛冬青根各30 g。水煎，取药液一半调白糖适量内服，另一半敷患处，滴入药液保持湿润，或涂患处，每日涂7～8次。

2. 跌打内伤：簇花清风藤根和茎、玉叶金花茎叶或全株、箭秆风、葫芦藤（石柑子）全株各30 g。水煎，加米酒少许调服（昏迷者灌服）。

3. 扭伤：鲜簇花清风藤茎、鲜光叶海桐（或鲜少果海桐）树皮、鲜鹅不食草、鲜酢浆草各适量。共捣烂，加酒炒热敷患处。

檫　木（檫树、枫荷桂、半枫樟）

▶**来源**　樟科植物檫木 *Sassafras tzumu*（Hemsl.）Hemsl. 的根（或根皮）、树皮、叶。

▶**形态**　落叶乔木。根粗壮，有香气。嫩枝黄绿色，无毛；树皮灰褐色，不规则纵裂；嫩枝、叶及树皮均有香气。单叶互生；叶片卵形或倒卵形，长9～18 cm，宽6～10 cm，边缘全缘或2～3浅裂，两面无毛或下面沿脉有短毛，上面绿色，下面灰绿色；离基3出脉。花黄色；雌雄异株；总状花序生于枝顶，先叶开放；雄花：花被裂片6片；能育雄蕊9枚，花药均为4室，上下两室相叠排列，上方2室较小；雌花：花被裂片6片；退化雄蕊12枚。核果球形，直径约8 mm，成熟时蓝黑色，有白粉；果梗红色，肥大呈棒状。花、果期3～9月。

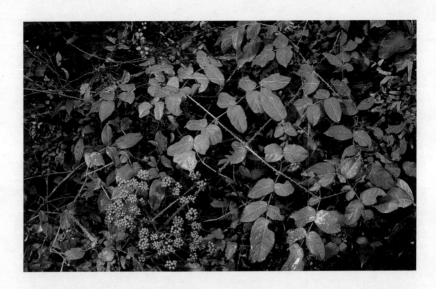

▶**生境分布**　生于山坡疏林中或荒坡上。分布于江苏、浙江、江西、安徽、福建、湖北、湖南、广东、广西、海南、四川、云南、贵州等省（区）。

▶**采收加工**　秋季后采，根趁鲜切片，鲜用或晒干。用时洗净，切碎。

▶**性味功效**　甘、淡，微温。活血散瘀，祛风除湿，消肿止痛。

▶**用量**　15～30 g。

▶**验方**　1. 扭伤：①鲜檫木根皮（或树皮或叶）、鲜蛇葡萄根皮各等量。共捣烂，加酒糟适量调匀敷患处。②鲜檫木根皮（或树皮或叶）适量。捣烂浸酒（浸半日至1日）擦并敷患处。

2. 跌打损伤：檫木树皮60 g，红杜仲、大血藤茎、豆豉姜、九龙藤、过岗龙（馀藤老茎）、酸藤子根各30 g，两面针根、四方藤茎（或六方藤茎）各15 g。用米酒浸泡过药面，浸15日后用，每次服15 ml，每日服2次，并用药酒擦患处。

3. 骨折：檫木根（或树皮）、榕树须（或叶）、救必应（铁冬青的树皮）、自然铜、土鳖虫各适量。水煎2次，过滤煎液，制成膏药，骨折复位后，敷患处；同时取鸡骨草3 kg，豨莶草2 kg，共研细粉，炼蜜为丸，每丸重3 g，每次2丸，每日服3次，开水送服。

鹰 不 扑 (广东楤木)

▶**来源**　五加科植物虎刺木 *Aralia armata* (Wall.) Seem. 的根或根皮。

▶**形态**　多刺灌木。小枝、叶轴、羽轴和花序轴均有钩状刺而无刺毛，刺长4 mm以下。根圆柱形，直径0.5～2.5 cm，表面土黄色，切断面灰黄色。叶互生，二至三回羽状复叶，每个羽片有小叶5～9片，基部有小叶1对；小叶片长圆状卵形，长4～11 cm，宽2～5 cm，先端尖，基部圆形或心形，歪斜，边缘有锯齿，两面脉上均有疏刺或刺毛，下面密生短柔毛，后变无毛；托叶与叶柄基部合生。花白色；伞形花序直径2～4 cm，再组成顶生的圆锥花序；花瓣5片；雄蕊5枚；子房5室，花柱5枚，离生。果实球形，直径约4 mm，有5棱，成熟时紫黑色，干后棱更明显。花、果期8～11月。

▶**生境分布**　生于路边、溪边、山坡疏林中、林边或草丛中。分布于我国江西、广东、广西、海南、贵州、云南等省（区）；越南、缅甸、印度、马来西亚也有分布。

▶**采收加工**　全年可采，趁鲜切片，鲜用或晒干。用时洗净，切碎。

▶**性味功效**　苦，平。散瘀消肿，祛风除湿。

▶**用量**　10～15 g。

▶**禁忌**　孕妇慎服。

▶**验方**　1. 跌打肿痛：①鹰不扑250 g，两面针根15 g。共用米酒1.5 kg浸渍10日后用，每次15～30 ml，每日服3次，同时取药酒擦患处。②鲜鹰不扑根皮适量。共捣烂，加酒炒热敷患处。

2. 扭伤：鲜鹰不扑根皮60 g，鲜两面针根皮、鲜少花海桐根皮、

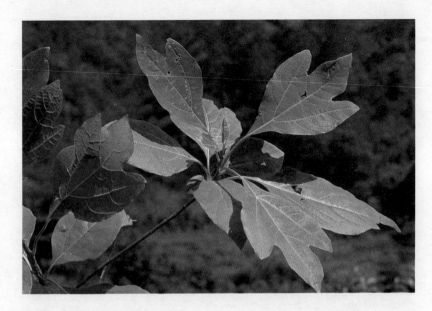

鲜凤仙花的花（或凤仙透骨草）各30 g。共捣烂，敷患处。

　　3. 腰脊扭伤：鹰不扑根二层白皮60 g，猪脚适量，水炖服；同时取鹰不扑适量，水煎洗患处。

　　4. 跌打损伤：鲜鹰不扑60 g，水煎服；另取鲜鹰不扑适量，水煎洗患处；或取鲜鹰不扑根皮适量，捣烂，敷患处。

　　5. 骨折：①鲜鹰不扑、鲜姜三七、鲜汉桃叶、鲜五加皮、鲜小驳骨各适量，凤凰儿（活小雄鸡仔）2只。共捣烂，骨折复位后，加酒炒热敷患处。②鲜鹰不扑根皮、鲜积雪草各等量。共捣烂，骨折复位后，敷患处，每日换药1次。